TRAIL GUIDE to THE BODY'S

人體解剖全書附冊

肌肉激痛點速查 圖典
Trigger Points

安德魯‧貝爾 著
Andrew Biel

羅蘋‧多恩 繪
Robin Dorn

朱皓如 譯

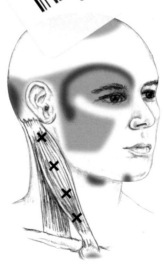

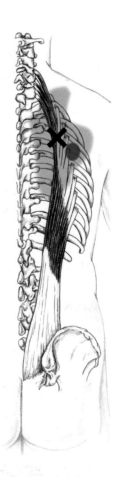

楓 葉 社

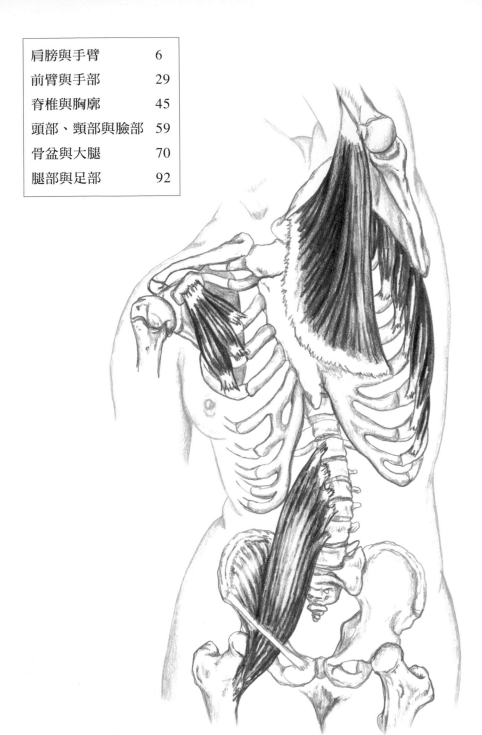

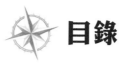 **目錄**

骨盆與大腿
70

腿部與足部
92

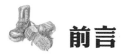 **前言**

　　本書目的是希望提供學生以及醫療從業人員一個簡便、快速的參考工具，至於更詳盡的內容，可以參考書中第113頁所列舉之肌肉激痛點的相關文獻。

　　激痛點是指位在骨骼肌上的一個過度激活點或痛點，這些敏感的點位在身體的特定部位，可在肌肉緊繃帶上感覺到明顯的結節。按壓這些結節時，不只該部位疼痛，還會出現轉移痛、局部疼痛或肌肉抽動等反應。

· 一個激痛點會引發一定的傳痛途徑，通常會把疼痛傳到身體相對遠端的部位。例如胸小肌上的激痛點（見23頁）除了導致胸部肌肉的疼痛，還會伴隨整隻手臂、前臂和手掌的內側疼痛。

· 激痛點通常發生在肌肉中間的位置。了解肌肉結構可以更快找出激痛點。以下是書中針對各個肌肉激痛點所做的說明：

· **X符號**：代表激痛點在肌肉上較常出現的位置。（X符號的顏色跟大小會根據圖片的色彩能見度和影像大小而有所差別）

· **可能成因**：引發激痛點的常見原因有很多，包含姿勢不良、外傷、肌肉過度使用或是缺乏運動等。

· **症狀／痛徵**：激痛點所引發身上疼痛的症狀，例如前鋸肌的激痛點會伴隨的症狀有胸痛以及呼吸急促（見19頁）。

· **傳痛途徑**（有圖片對照）：激痛點所引發的疼痛擴散部位。

· **關聯性激痛點**：一處肌肉的激痛點會與另一處肌肉的激痛點同時發生，這些關聯性激痛點有可能是一個引發出另一個，也有可能兩處是來自於同一個神經性或是機械性源頭。

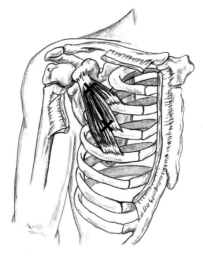

胸小肌上的激痛點

· **鑑別診斷**：有時候激痛點引傳痛的途徑，易與其他疾病或功能障礙的疼痛混淆，因此正確的診斷很重要，例如，嚼肌激痛點（見63頁）所引發的疼痛就與牙痛很像。但是請別掉以輕心，有時候看似肌肉激痛點引起的疼痛，卻有可能是心臟病或是其他會危及性命的嚴重疾病所導致。

✦ 三角肌

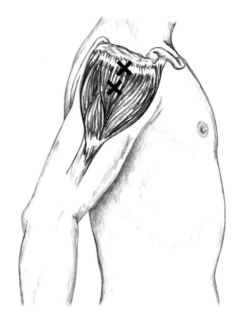

可能成因
- 運動或其他休閒活動造成的肌肉外傷
- 長時間重複性抬舉，造成肌肉緊繃
- 滑雪時，過度使用手臂肌力

症狀/痛徵
- 肩膀無法水平向外展開
- 肩膀不動時，三角肌位置有深層痛感

傳痛途徑
- 肩膀前方、後方及側邊區域

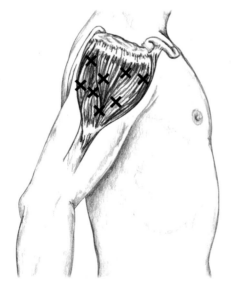

右邊肩膀與手臂側視圖，
顯示三角肌常見的激痛點位置

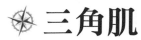 # 三角肌

關聯性激痛點
- 胸大肌
- 肱二頭肌
- 三角肌其他區域

鑑別診斷
- 肩旋轉袖斷裂
- 二頭肌肌腱炎
- 肩峰下/三角肌下滑囊炎
- 盂肱關節關節炎

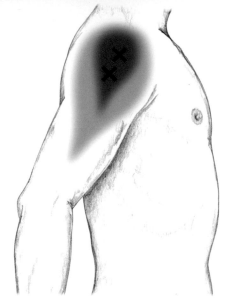

右邊肩膀與手臂
側視圖

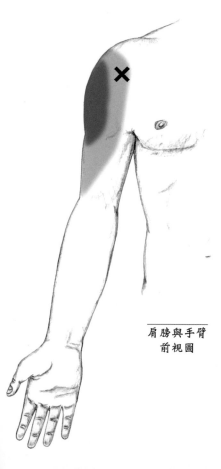

肩膀與手臂
前視圖

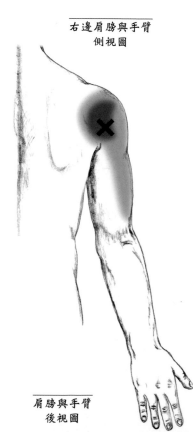

肩膀與手臂
後視圖

斜方肌

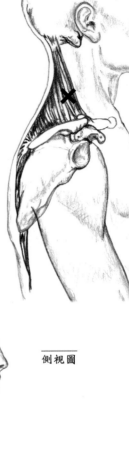

可能成因
- 突如其來的外傷，例如跌倒
- 揮鞭式頸部創傷（無預警情況下，頸椎大力甩動扭傷）
- 拄拐杖走路
- 手臂維持高舉

症狀/痛徵
- 嚴重頸部疼痛
- 頭痛
- 頸部僵硬

傳痛途徑
- 下頜角
- 顳區
- 頸部側邊及後方
- 上背
- 肩胛骨內緣

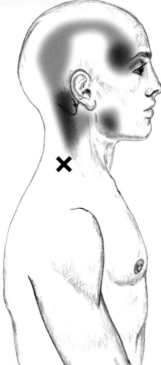

側視圖

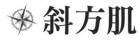

斜方肌

關聯性激痛點
- 顳肌
- 枕肌
- 嚼肌
- 胸大肌及胸小肌
- 提肩胛肌

鑑別診斷
- 顳下頜關節障礙
- 嚼肌激痛點症狀
- 纖維肌痛

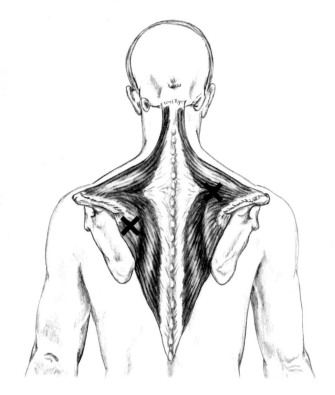

後視圖

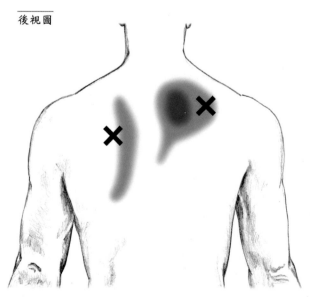

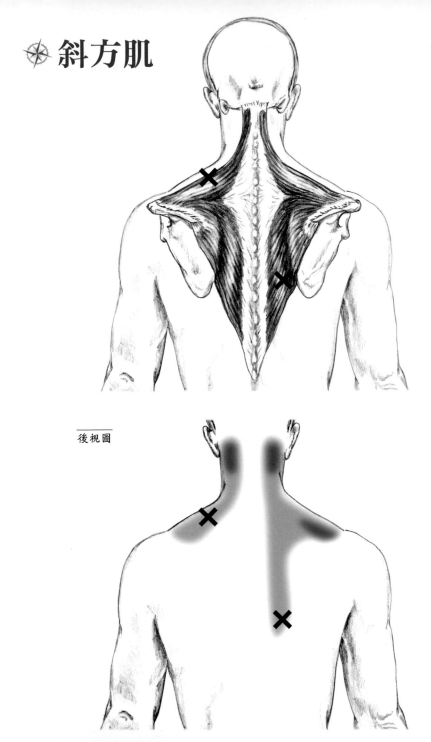

斜方肌

後視圖

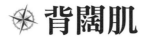

背闊肌

可能成因
- 重複肩膀伸直動作
- 投籃球動作
- 盪鞦韆
- 拔草

症狀/痛徵
- 手臂向上或是向前伸時感到疼痛

傳痛途徑
- 肩胛骨下方區域到手臂後側、小指及無名指

關聯性激痛點
- 胸大肌
- 大圓肌
- 肩胛下肌

鑑別診斷
- 肩胛上神經卡壓
- 二頭肌腱炎
- 尺神經病變

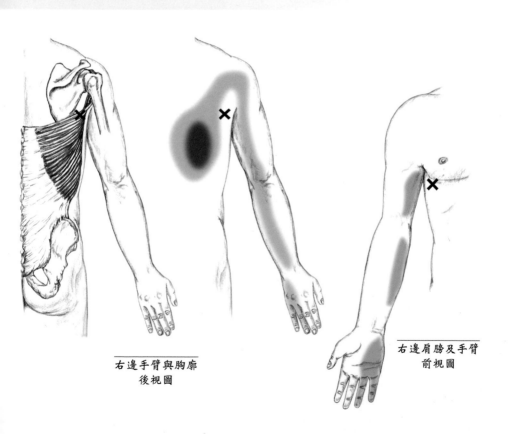

右邊手臂與胸廓
後視圖

右邊肩膀及手臂
前視圖

✳ 大圓肌

可能成因
- 操作無動力方向盤的車輛
- 手舉高抬重物

症狀/痛徵
- 肌肉一用力便疼痛
- 手高舉過頭時，會有些微疼痛

傳痛途徑
- 肩膀後側到手臂後側及前臂

關聯性激痛點
- 背闊肌
- 肱三頭肌長頭

鑑別診斷
- 肩峰下/三角肌下滑囊炎
- 棘上肌肌腱炎
- 胸廓出口症候群

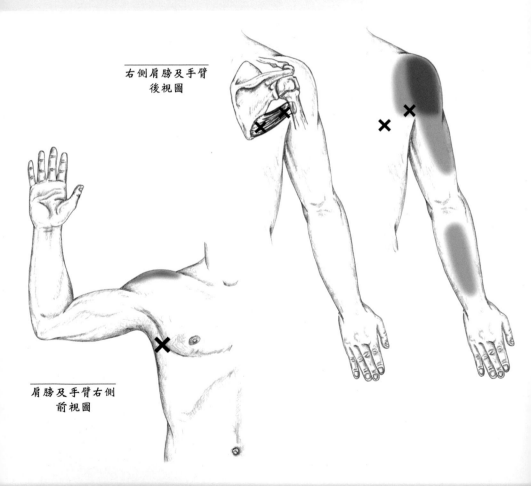

右側肩膀及手臂
後視圖

肩膀及手臂右側
前視圖

棘上肌

可能成因
- 手上拉重物，例如拉很重的行李
- 遛狗時，狗用力拉扯繩子
- 將重物舉到肩膀以上

症狀/痛徵
- 肩膀向外張開時會痛
- 痛到嚴重影響睡眠
- 肩膀肌肉僵硬
- 肩膀活動時發出喀喀聲

傳痛途徑
- 肩膀上部
- 手臂外側到手腕

關聯性激痛點
- 棘下肌
- 斜方肌
- 三角肌

鑑別診斷
- 頸椎關節炎
- 骨刺刺激神經根部
- 臂神經叢損傷
- 肩峰下/三角肌下滑囊炎
- 肩旋轉袖斷裂

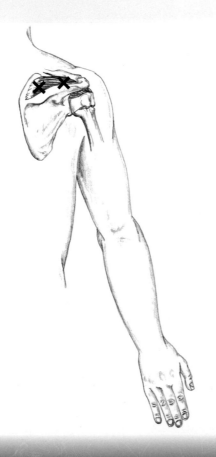 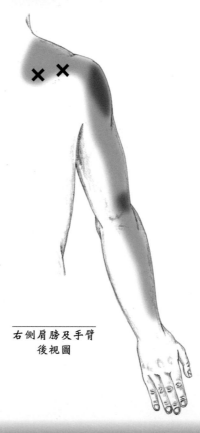

右側肩膀及手臂
後視圖

✷ 棘下肌

可能成因
- 肩膀承受來自各方面的強大壓力
- 手臂用力往後張開
- 跌倒時扭傷手臂

症狀/痛徵
- 刷牙或梳頭時會痛
- 肩膀無法同時往內轉又向內收
- 睡覺時疼痛一側無法臥床

傳痛途徑
- 最主要在肩膀
- 手臂側邊、前臂跟手部

關聯性激痛點
- 小圓肌
- 三角肌前束
- 棘上肌
- 肱二頭肌

鑑別診斷
- 肩胛上神經卡壓
- 二頭肌肌腱炎
- 肩胛肱骨功能障礙
- 盂肱關節關節炎

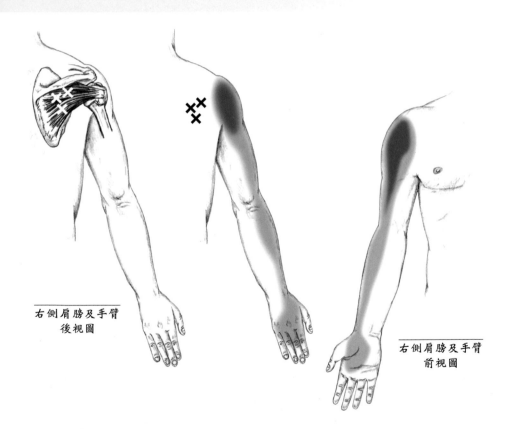

右側肩膀及手臂
後視圖

右側肩膀及手臂
前視圖

✳ 小圓肌

可能成因
- 手臂往後伸直
- 機車事故
- 手高舉過頭，例如玩排球

症狀/痛徵
- 肩膀後側疼痛

傳痛途徑
- 肩膀後側及手臂

關聯性激痛點
- 棘下肌

鑑別診斷
- 腋神經受壓
- 肩峰下/三角肌下滑囊炎
- 尺神經病變
- 肩鎖關節分離

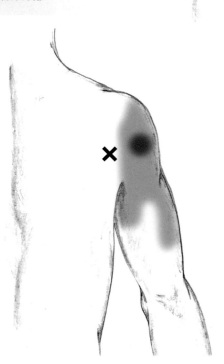

右邊肩膀與手臂
後視圖

15

✴ 肩胛下肌

可能成因
- 手臂重複大力向內旋轉，例如游泳或投球
- 重複挺舉動作
- 肩盂肱關節錯位
- 長時間肩膀固定不動

症狀/痛徵
- 手臂不論靜止或動作，均感到疼痛
- 肩膀外展範圍受限
- 手臂無法橫跨身體

傳痛途徑
- 肩膀後側至肩胛骨
- 手臂後側及手腕

關聯性激痛點
- 胸大肌
- 大圓肌
- 背闊肌
- 肱三頭肌長頭

鑑別診斷
- 肩旋轉袖斷裂
- 沾黏性關節囊炎
- 胸廓出口症候群

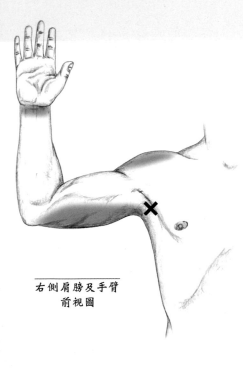

右側肩膀及手臂
前視圖

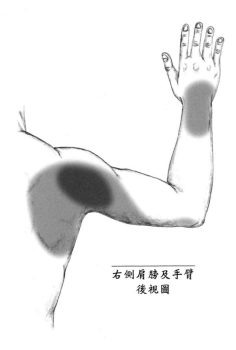

右側肩膀及手臂
後視圖

✳ 大小菱形肌

可能成因
- 手舉高畫畫
- 長時間身體往前傾
- 圓肩姿勢，例如寫字或是縫紉

症狀/痛徵
- 靜止時肌肉淺層疼痛
- 肩胛骨活動時發出嘎嗜聲

傳痛途徑
- 肩胛骨上部和內緣

關聯性激痛點
- 斜角肌
- 提肩胛肌
- 斜方肌中束
- 棘下肌

鑑別診斷
- 纖維肌痛
- 肩胛肋骨功能障礙

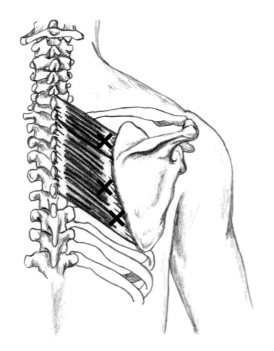

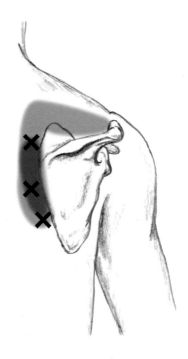

右邊肩膀與手臂
後視圖

提肩胛肌

可能成因
- 職業壓力
- 打字時頭部和頸部歪向一邊
- 講電話時用肩膀夾住話筒
- 睡覺時頸部歪斜
- 拄柺杖走路

症狀/痛徵
- 肩頸交會處疼痛
- 頸部僵硬
- 斜頸
- 頭部無法完全轉向一側

傳痛途徑
- 肩膀後側及頸部
- 肩胛骨內緣

關聯性激痛點
- 斜方肌
- 菱形肌
- 頭夾肌

鑑別診斷
- 頸夾肌激痛點症狀
- 肩胛肋骨功能障礙
- 胸鎖乳突肌激痛點症狀

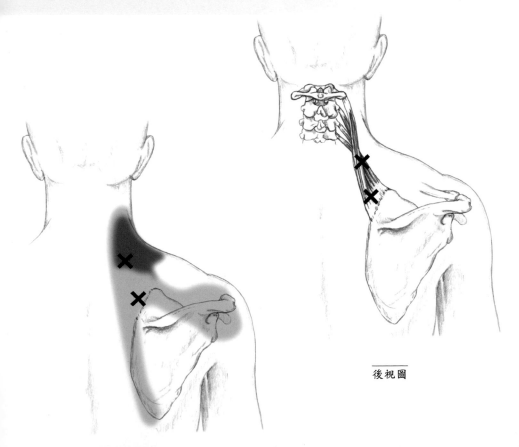

後視圖

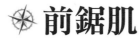 前鋸肌

可能成因
- 跑步速度過快或長時間跑步
- 伏地挺身
- 將重物高舉過頭
- 嚴重咳嗽

症狀/痛徵
- 胸痛
- 跑步時側腹疼痛
- 無法向疼痛一側躺下
- 呼吸急促

傳痛途徑
- 胸部外側、腋窩下方到手臂內側及手部

關聯性激痛點
- 胸大肌
- 胸鎖乳突肌
- 中斜角肌

鑑別診斷
- 肋骨軟骨炎
- 肋間神經卡壓
- 帶狀疱疹
- 肋骨骨折

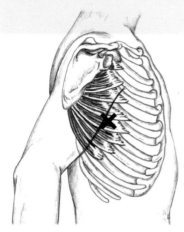

右邊肩膀與手臂
側視圖

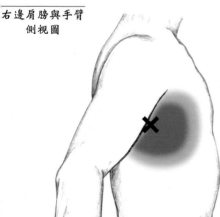

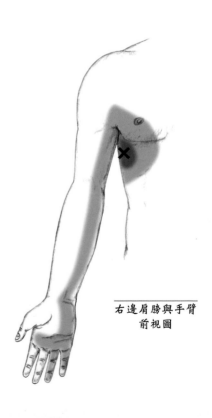

右邊肩膀與手臂
前視圖

胸骨肌

可能成因
- 急性心肌梗塞
- 心絞痛
- 胸部直接外傷

症狀/痛徵
- 胸骨下方深沉劇烈的疼痛
- 胸骨疼痛

傳痛途徑
- 胸部中央心型區域，
  到肩膀前側及手臂內側

關聯性激痛點
- 胸大肌
- 胸鎖乳突肌

鑑別診斷
- 肋骨軟骨炎
- 心臟疾病

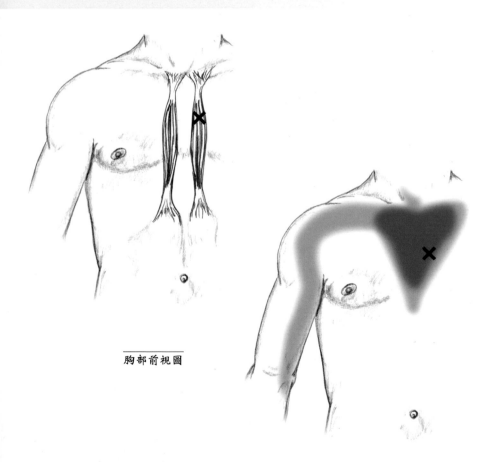

胸部前視圖

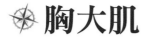

胸大肌

可能成因

- 圓肩姿勢
- 慢性肌肉短縮
- 抬舉重物
- 長期習慣性地肩膀向前內縮
- 手臂維持固定姿勢不動

症狀/痛徵

- 胸鎖乳突肌激痛點症狀
- 肩膀前側疼痛
- 心臟心包疼痛
- 肩膀無法完全向外開展

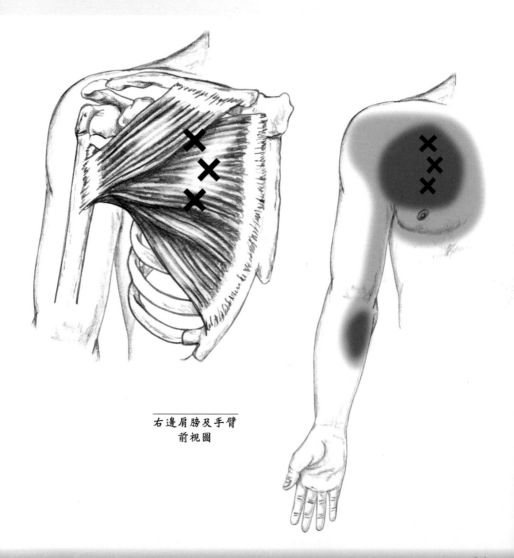

右邊肩膀及手臂
前視圖

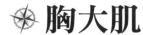 # 胸大肌

傳痛途徑
- 肩膀前側
- 整個胸部區域
- 手臂內側到前臂內側

關聯性激痛點
- 背闊肌
- 大圓肌
- 肩胛下肌

鑑別診斷
- 心絞痛
- 肌肉撕裂
- 二頭肌/棘上肌肌腱炎

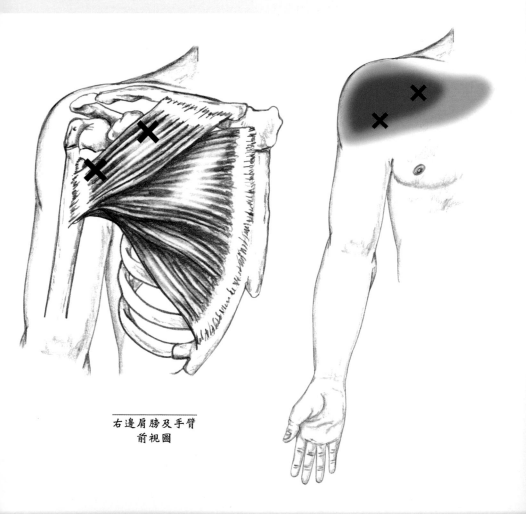

右邊肩膀及手臂
前視圖

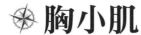 # 胸小肌

可能成因

- 圓肩姿勢
- 外傷，例如開槍時的後座力
- 肩膀過度下壓而扭傷
- 吸氣時肌肉扭傷

症狀/痛徵

- 主要集中在三角肌前方區域的疼痛
- 手臂無法向前或向上伸
- 神經血管束卡壓造成的神經血管症狀

傳痛途徑

- 胸部前方
- 主要集中在肩膀前側
- 傳向手臂內側及指尖

關聯性激痛點

- 胸大肌
- 三角肌前束
- 斜角肌
- 胸鎖乳突肌

鑑別診斷

- 胸廓出口症候群
- C-7,C-8神經根病變
- 二頭肌/棘上肌肌腱炎

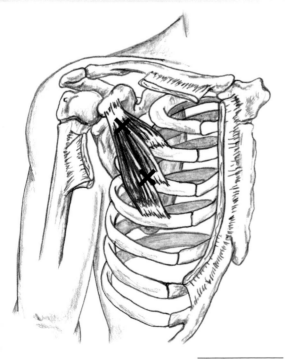

右邊肩膀及手臂
前視圖

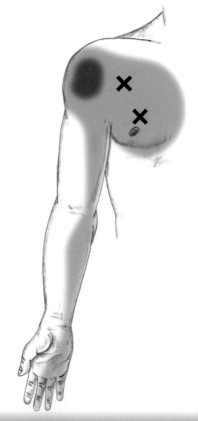

鎖骨下肌

症狀/痛徵

- 胸廓出口症候群

傳痛途徑

- 鎖骨下方
- 手臂前側
- 前臂外側和手部

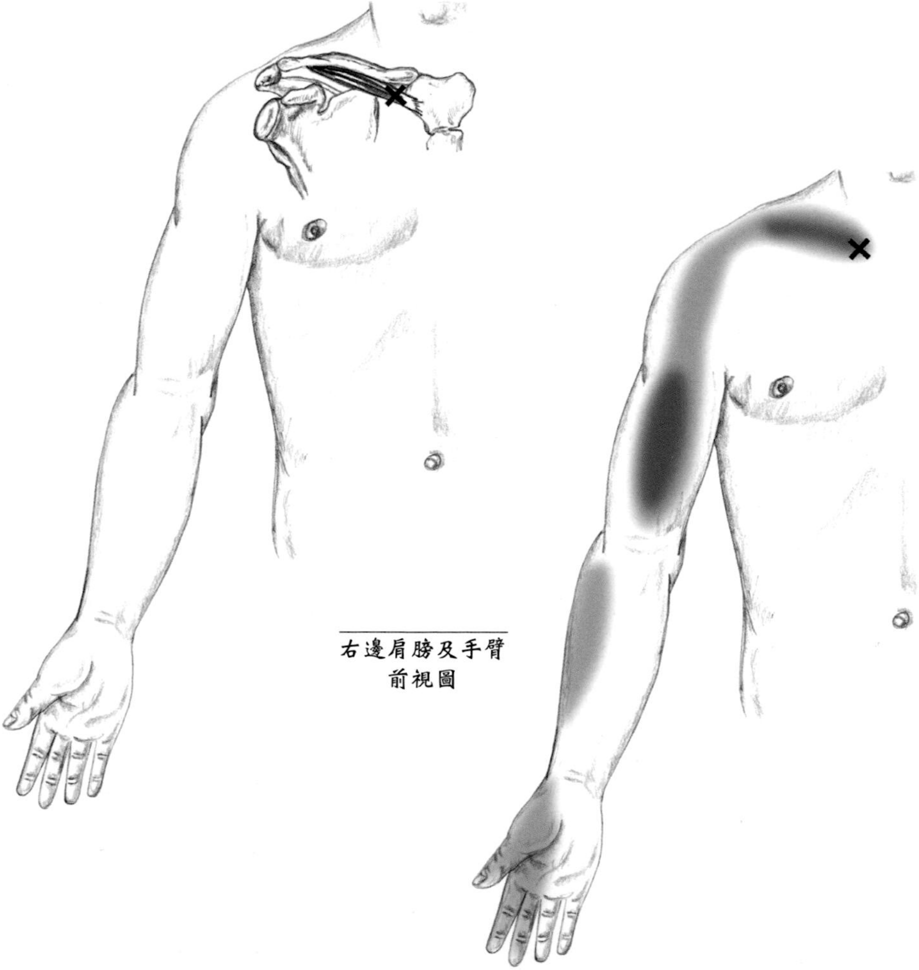

右邊肩膀及手臂
前視圖

✳ 肱二頭肌

可能成因
- 手臂上抬至肩膀以上
- 活動時肌肉承受過度壓力，
   例如：網球大力反手拍動作，
       手心向上抬舉重物
- 重複手臂旋後（轉動手使掌心向上）動作

症狀/痛徵
- 肩膀前側淺層疼痛
- 二頭肌肌腱觸痛
- 手無力高舉過頭

傳痛途徑
- 肩膀前側至手肘前側

關聯性激痛點
- 肱肌
- 旋後肌
- 肱三頭肌

鑑別診斷
- 二頭肌肌腱炎
- 肩峰下/三角肌下滑囊炎
- 二頭肌滑囊炎
- 盂肱關節關節炎

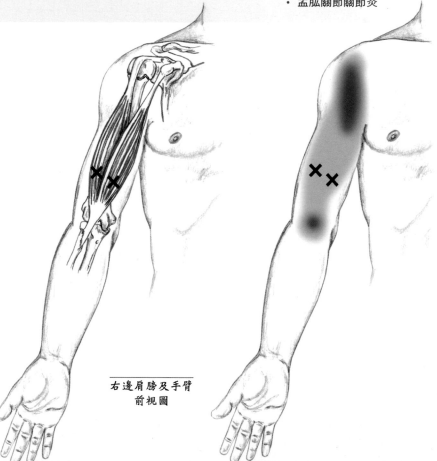

右邊肩膀及手臂
前視圖

肱三頭肌

可能成因

- 經常以手動模式開車
- 過於劇烈的運動
- 做針線活時手肘沒有支撐

症狀/痛徵

- 肩膀後側不明區域疼痛
- 手肘無法完全伸直

傳痛途徑

- 肩膀後側
- 手臂及前臂後側至小指及無名指

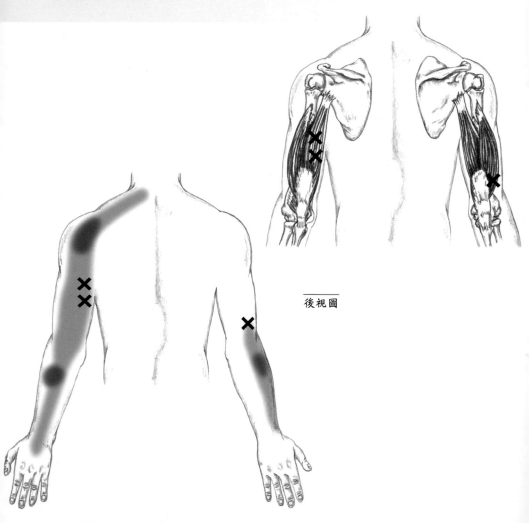

後視圖

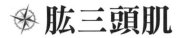 # 肱三頭肌

關聯性激痛點
- 背闊肌
- 大圓肌
- 小圓肌

鑑別診斷
- 橈神經卡壓
- 網球肘
- 肱骨外上/內上髁炎

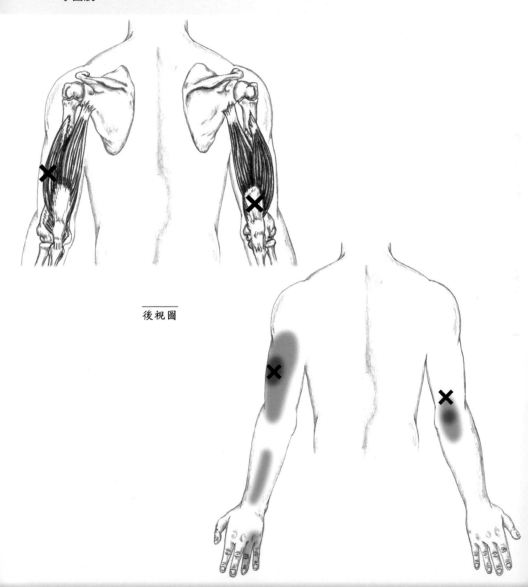

後視圖

喙肱肌

可能成因
- 三角肌前側、肱二頭肌及
  胸大肌激痛點被觸發

症狀/痛徵
- 肩伸直疼痛
- 上肢疼痛

傳痛途徑
- 肩膀前側，至手臂後側、前臂及手部

鑑別診斷
- 肩峰下/三角肌下滑囊炎
- 棘上肌肌腱炎
- 肩鎖關節功能障礙
- 腕隧道症候群

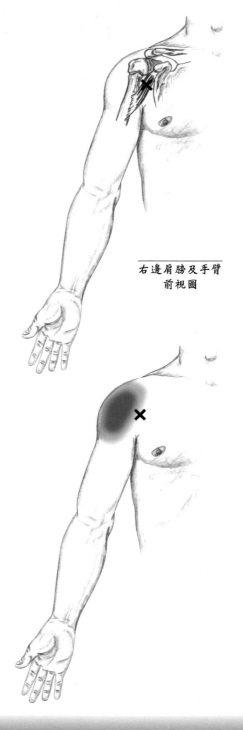

右邊肩膀及手臂
前視圖

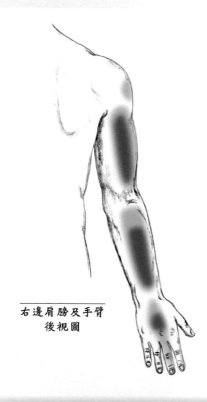

右邊肩膀及手臂
後視圖

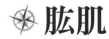 肱肌

可能成因
- 提重物時，前臂過度彎曲
- 網球肘

症狀/痛徵
- 橈神經卡壓
- 大拇指疼痛
- 三角肌前束疼痛

傳痛途徑
- 肩膀前側
- 手肘內側
- 拇指根部掌上突出的肌肉
  （拇指球）

關聯性激痛點
- 肱二頭肌
- 肱橈肌
- 旋後肌

鑑別診斷
- C-5,C-6神經根病變
- 二頭肌肌腱炎
- 棘上肌肌腱炎
- 腕隧道症候群

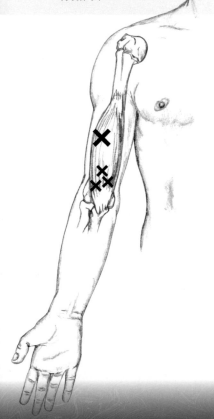

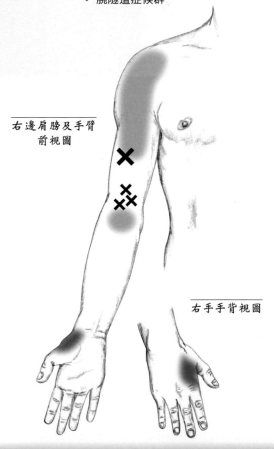

右邊肩膀及手臂前視圖

右手手背視圖

29

肱橈肌

可能成因

- 重複大力抓握的動作，
  例如兩手握緊鏟子除草，
  或是除去擋風玻璃上的冰
- 肌肉連續多次創傷

症狀/痛徵

- 肱骨外上髁、手腕及手部疼痛
- 網球肘
- 握力變弱
- 肌肉因疼痛而活動受限

傳痛途徑

- 手肘外側
- 前臂外側至拇指球的背面

關聯性激痛點

- 橈側伸腕長肌與短肌
- 伸指肌
- 旋後肌

鑑別診斷

- 肱骨外上髁炎
- C-5,C-6神經根病變
- 腕隧道症候群

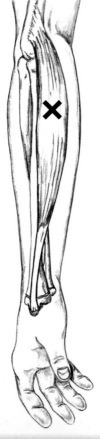

右手側視圖

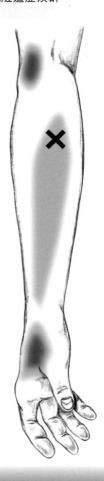

✳ 橈側伸腕長肌與短肌

可能成因
- 重複用力抓握的動作，
  例如兩手握緊鏟子除草，
  或去除擋風玻璃上的冰
- 肌肉連續多次創傷

症狀/痛徵
- 肱骨外上髁、手腕及手部疼痛
- 網球肘
- 握力變弱
- 肌肉因疼痛而活動受限

傳痛途徑
長肌
- 手肘後方，前臂和手部
- 拇指球背面
短肌
- 手腕背部及手背

關聯性激痛點
- 伸指肌
- 旋後肌
- 肱橈肌

鑑別診斷
- 肱骨外上髁炎
- C-7,C-8神經根病變
- 腕隧道症候群

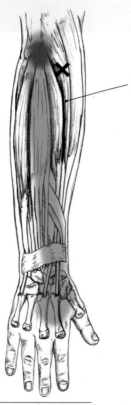
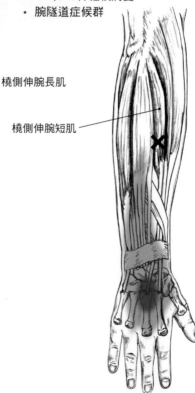

橈側伸腕長肌

橈側伸腕短肌

右手前臂後視圖，
顯示橈側伸腕長肌激痛點位置

右手前臂後視圖，
顯示橈側伸腕短肌激痛點位置

尺側伸腕肌

可能成因
- 嚴重外傷，例如尺骨骨折
- 長時間維持同一姿勢不動

症狀/痛徵
- 肱骨外上髁、手腕及手部疼痛
- 網球肘
- 握力變弱
- 肌肉因疼痛而活動受限

傳痛途徑
- 手腕尺側面

關聯性激痛點
- 伸指肌

鑑別診斷
- C-7,C-8神經根病變
- 關節炎

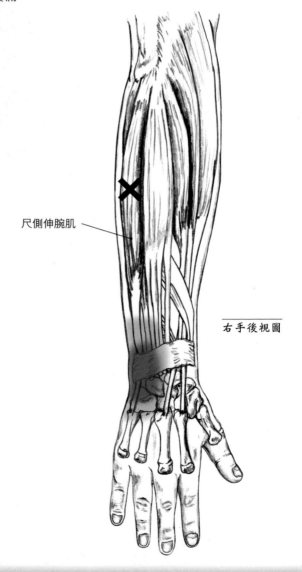

尺側伸腕肌

右手後視圖

伸指肌與伸食指肌

可能成因
- 重複大力伸直手腕或手指
- 前臂骨折

症狀/痛徵
- 握力變弱，伴隨手肘疼痛
- 手肘外側疼痛
- 手指僵硬及抽痛

傳痛途徑
伸指肌
- 前臂後方至中指及無名指
- 手腕前側
伸食指肌
- 手腕背面至食指

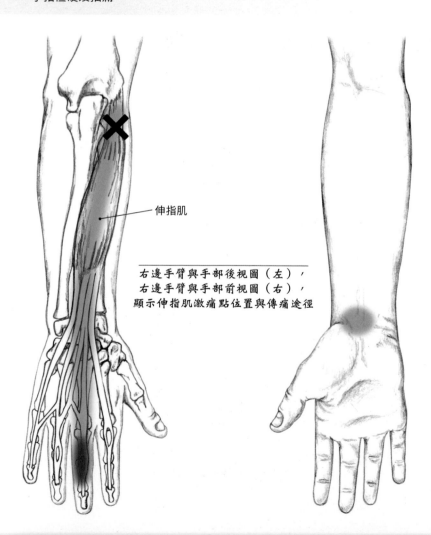

伸指肌

右邊手臂與手部後視圖（左），
右邊手臂與手部前視圖（右），
顯示伸指肌激痛點位置與傳痛途徑

伸指肌與伸食指肌

關聯性激痛點
- 尺側伸腕肌

鑑別診斷
- 網球肘
- C-7神經根病變
- 腕骨半脫位

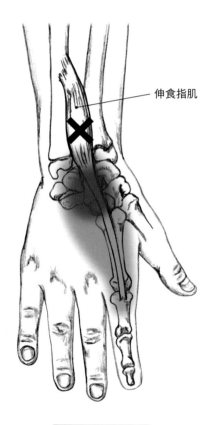

伸食指肌

右手手部後視圖，
顯示伸食指肌激痛點位置

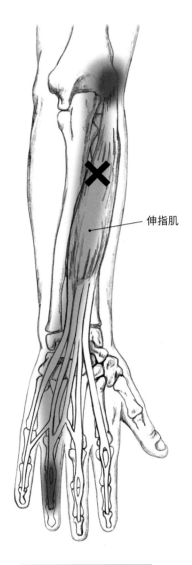

伸指肌

右邊手臂與手部後視圖，
顯示伸指肌激痛點位置與
傳痛途徑

橈側屈腕肌

可能成因
- 肌肉長期超過負荷
- 過度使用握力，例如長途駕駛
  （手緊握方向盤）

症狀/痛徵
- 開合剪刀有困難

傳痛途徑
- 手腕前側及手掌

關聯性激痛點
- 周圍屈肌

鑑別診斷
- 肱骨內上髁炎
- 尺神經病變
- 腕隧道症候群
- 手腕關節炎

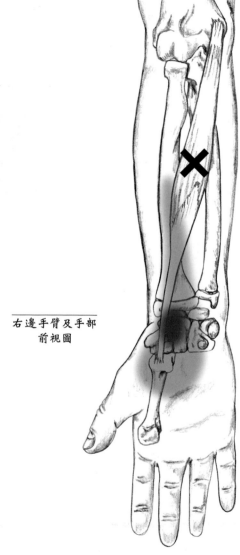

右邊手臂及手部
前視圖

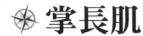

掌長肌

可能成因
- 直接外傷
- 跌倒時伸出的手直接著地
- 握抓工具
- 手倚靠拐杖

症狀/痛徵
- 工具使用上有困難（手握工具會痛）
- 掌心觸痛

傳痛途徑
- 前臂前側
- 掌心

關聯性激痛點
- 手部和手指屈肌

鑑別診斷
- 腕隧道症候群

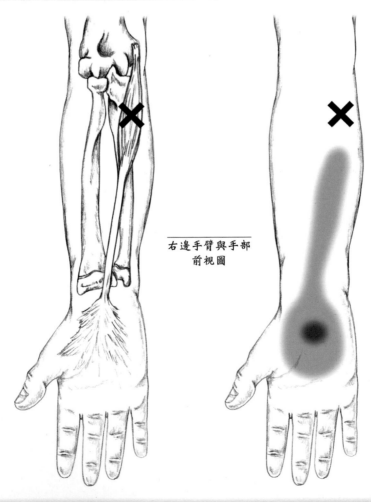

右邊手臂與手部
前視圖

尺側屈腕肌

可能成因
- 肌肉長期超過負荷
- 過度使用握力，
  例如長途駕駛（手緊握方向盤）

症狀/痛徵
- 開合剪刀有困難

傳痛途徑
- 手腕及手部內側表面

關聯性激痛點
- 周圍屈肌

鑑別診斷
- 肱骨內上髁炎
- 尺神經病變
- 腕隧道症候群
- 手腕關節炎

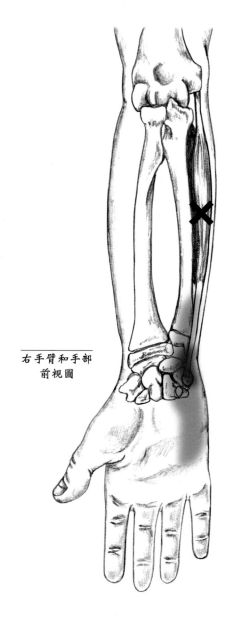

右手臂和手部
前視圖

屈指淺肌與屈指深肌

可能成因
- 肌肉長期超過負荷
- 過度使用握力，
  例如長途駕駛（手緊握方向盤）

症狀/痛徵
- 開合剪刀有困難

傳痛途徑
- 手掌至中指、無名指及小指遠端處

關聯性激痛點
- 周圍屈肌

鑑別診斷
- 肱骨內上髁炎
- 尺神經病變
- 腕隧道症候群
- 手腕關節炎

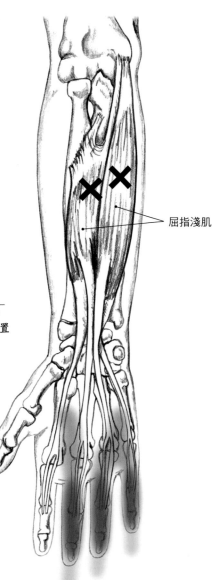

屈指淺肌

右邊手臂和手部前視圖，
顯示屈指淺肌的激痛點位置

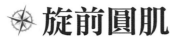
旋前圓肌

可能成因
- 手腕或手肘骨折
- 長時間打字

症狀/痛徵
- 前臂無法旋後（轉動手使掌心向上）

傳痛途徑
- 前臂的前側表面，集中至手腕處

關聯性激痛點
- 手指屈肌
- 斜角肌

鑑別診斷
- 腕隧道症候群

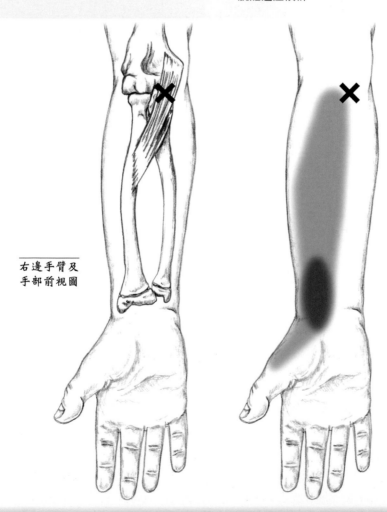

右邊手臂及
手部前視圖

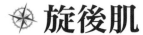

旋後肌

可能成因

- 前臂旋前（手掌向下轉）受阻
- 前臂大力旋後（手掌向上轉）
- 前臂不停地大力旋後
- 攜帶沉重的行李

症狀/痛徵

- 肱骨外上髁疼痛
- 拇指皮膚疼痛

傳痛途徑

- 手肘外側
- 拇指球背面

關聯性激痛點

- 肱三頭肌
- 手指伸肌
- 肱橈肌

鑑別診斷

- 網球肘
- 前臂後骨間神經卡壓

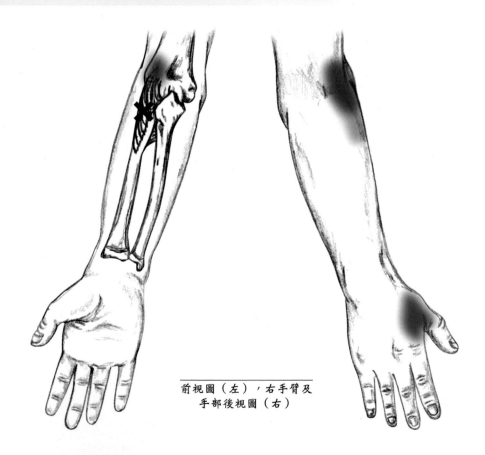

前視圖（左），右手臂及
手部後視圖（右）

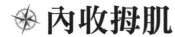

內收拇肌

可能成因
- 拔草
- 替動物擠奶
- 大拇指重複細微的動作
- 骨頭舊傷
- 板機指

症狀/痛徵
- 大拇指動作不協調
- 書寫困難
- 無法完成需要細微手部動作的任務

傳痛途徑
- 大拇指周圍和拇指球
  （拇指根部隆起處）

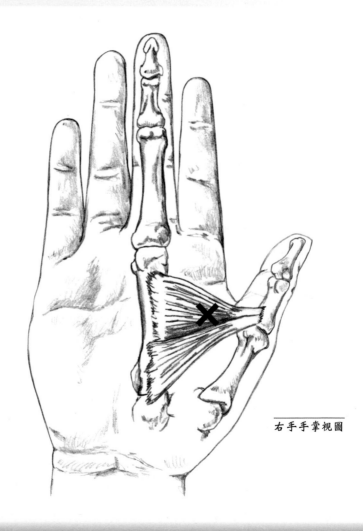

右手手掌視圖

41

內收拇肌

關聯性激痛點
- 第一背側骨間肌
- 屈拇短肌
- 外展拇短肌

鑑別診斷
- 腕隧道症候群
- 腕掌骨性關節炎

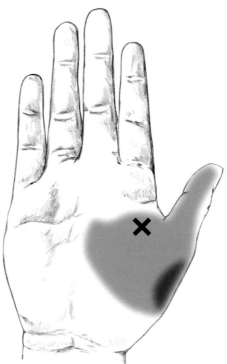

右手手掌視圖

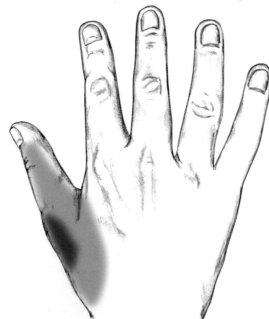

右手手背視圖

✵ 屈拇長肌

可能成因
- 替動物擠奶
- 經常使用大剪刀或其他手動工具拔草
- 手大力握緊、上下搖晃和扭曲的動作

症狀/痛徵
- 開合剪刀有困難
- 大拇指疼痛

傳痛途徑
- 整隻大拇指

鑑別診斷
- 肱骨內上髁炎
- 尺神經病變
- 腕隧道症候群
- 手腕關節炎

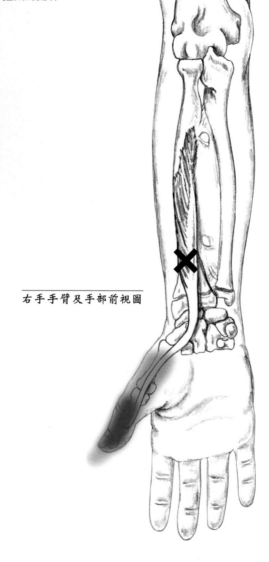

右手手臂及手部前視圖

背側骨間肌

可能成因
- 長時間重複性的指尖抓握動作
- 彈鋼琴
- 長時間大力的手部運動

症狀/痛徵
- 手指關節炎疼痛
- 手指僵硬
- 手指關節痠痛腫脹

傳痛途徑
第一骨間肌
- 食指及小指
- 手背
第二骨間肌
- 中指

關聯性激痛點
- 大拇指內在肌
- 伸指長肌及手指屈肌

鑑別診斷
- C-6神經根病變
- 尺神經病變
- 臂神經叢卡壓

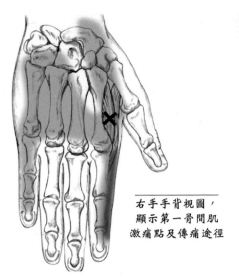

右手手背視圖，
顯示第一骨間肌
激痛點及傳痛途徑

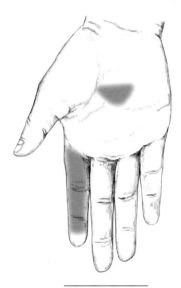

右手手掌視圖，
顯示第一骨間肌
傳痛途徑

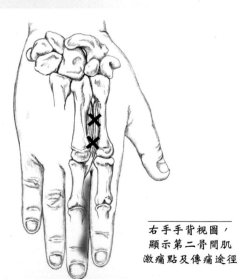

右手手背視圖，
顯示第二骨間肌
激痛點及傳痛途徑

髂肋肌

可能成因

- 肌肉突然超過負荷或受傷
- 肌肉重複收縮
- 肌肉快速彎曲或扭轉
- 長時間維持同一姿勢不動，
  例如坐飛機

症狀/痛徵

- 背部疼痛
- 脊椎活動受限
- 起身或是爬樓梯有困難

傳痛途徑

- 脊椎及整個背部，延伸至
  肩胛骨區域、下肋骨及臀部

後視圖

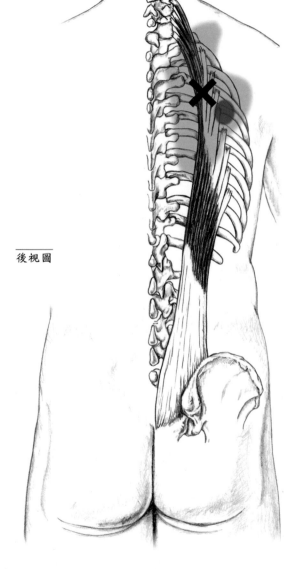

45

髂肋肌

關聯性激痛點
- 背闊肌
- 腰方肌
- 後下鋸肌及後上鋸肌

鑑別診斷
- 關節功能障礙
- 纖維肌痛症候群
- 內臟疾病

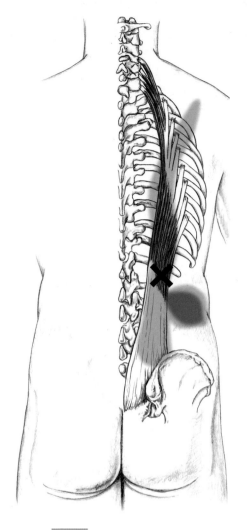

後視圖

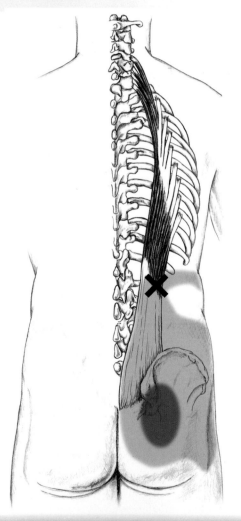

胸最長肌

可能成因
- 肌肉突然超過負荷或受傷
- 肌肉重複收縮
- 肌肉快速彎曲或扭轉
- 長時間維持同一姿勢不動，
  例如坐飛機

症狀/痛徵
- 脊椎活動受限
- 起身或是爬樓梯有困難

傳痛途徑
- 臀部和下背

關聯性激痛點
- 背闊肌
- 腰方肌
- 後下鋸肌及後上鋸肌

鑑別診斷
- 關節功能障礙
- 纖維肌痛症候群
- 內臟疾病

後視圖

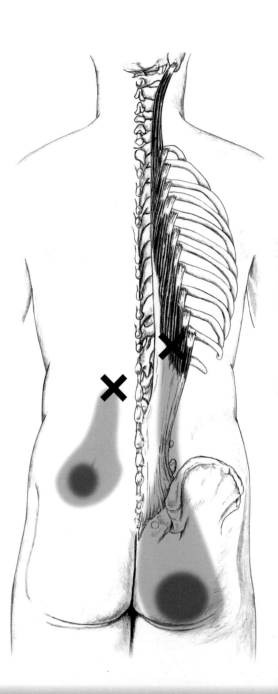

多裂肌和回旋肌

可能成因
- 肌肉突然超過負荷或受傷
- 肌肉重複收縮
- 肌肉快速彎曲或扭轉
- 長時間維持同一姿勢不動，
  例如坐飛機

症狀/痛徵
- 背部疼痛
- 脊椎活動受限
- 起身或是爬樓梯有困難

傳痛途徑
- 肩胛骨之間
- 骶骨
- 後臀

關聯性激痛點
- 背闊肌
- 腰方肌
- 後下鋸肌及後上鋸肌

鑑別診斷
- 關節功能障礙
- 纖維肌痛症候群
- 內臟疾病

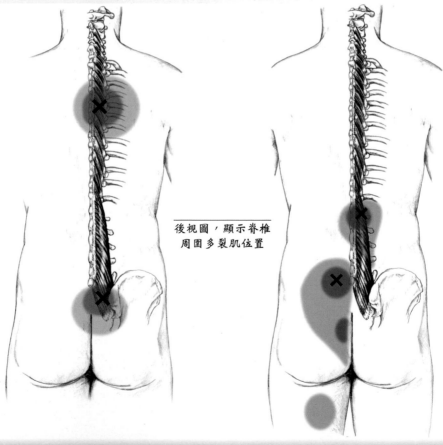

後視圖，顯示脊椎
周圍多裂肌位置

✳ 頭半棘肌

可能成因
- 頭部撞擊
- 機車事故
- 肌肉超過負荷
- 姿勢性壓迫

症狀/痛徵
- 頭痛
- 頭部後方和頸部觸痛
- 頭皮麻痺、發熱或刺痛

傳痛途徑
- 圍繞顱骨一帶

鑑別診斷
- 纖維肌痛症候群
- 小關節骨性關節炎

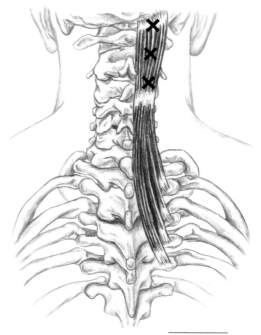

頸部後視圖

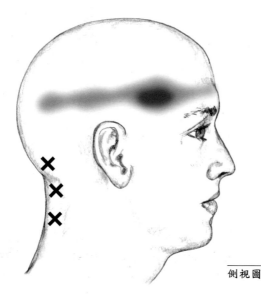

側視圖

49

頭夾肌

可能成因
- 姿勢性壓迫
- 睡覺時頸部姿勢不當
- 機車事故

症狀/痛徵
- 頭部上方疼痛

傳痛途徑
- 顱骨上方

關聯性激痛點
- 豎脊肌
- 胸半棘肌

鑑別診斷
- C-2關節功能障礙
- 寰枕功能障礙
- 頸部揮鞭症候群

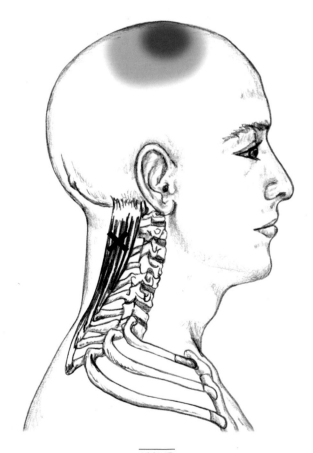

側視圖

頸夾肌

可能成因
- 姿勢性壓迫
- 睡覺時頸部姿勢不當
- 機車事故
- 頭部過度扭轉或伸直

症狀/痛徵
- 頸部、顳骨和眼睛疼痛
- 頸部僵硬

傳痛途徑
- 眉毛外側至太陽穴區域
- 頸部後側

關聯性激痛點
- 豎脊肌
- 胸半棘肌

鑑別診斷
- C-2關節功能障礙
- 寰枕功能障礙
- 頸部揮鞭症候群

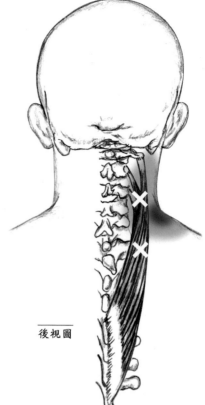

後視圖

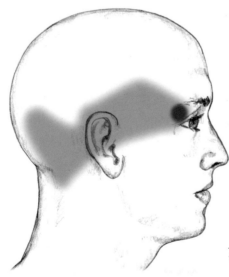

側視圖

51

枕下肌

可能成因

- 頭部往前姿勢
- 長時間頭部前彎動作

症狀/痛徵

- 頭痛
- 上頸部深層的疼痛
- 頭部扭轉有困難

傳痛途徑

- 太陽穴與後頭部區域

鑑別診斷

- 緊張型頭痛
- 頸源性頭痛
- 枕神經痛
- 上頸部關節功能障礙

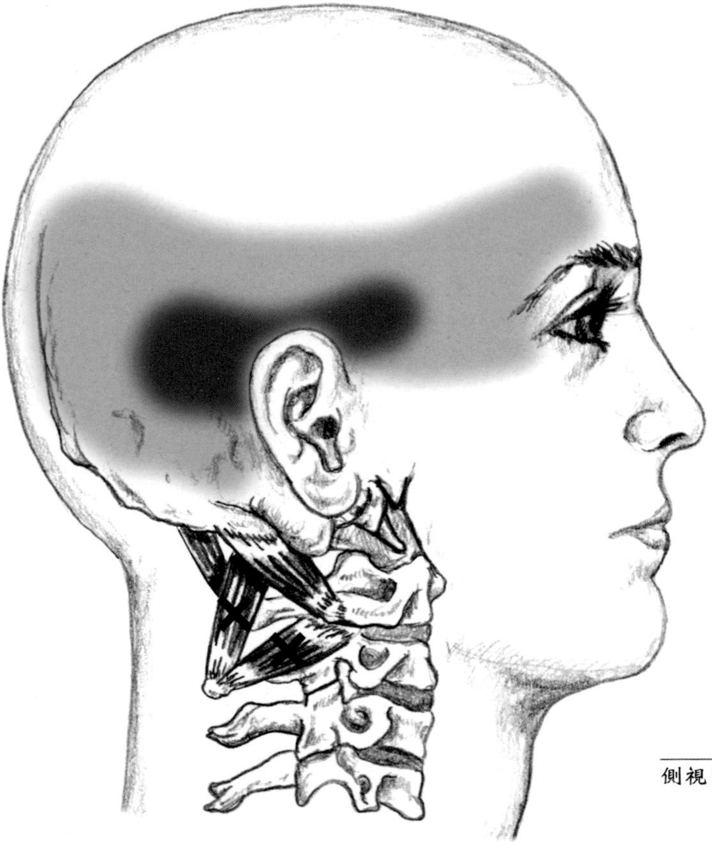

側視圖

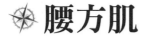 # 腰方肌

可能成因
- 突發性外傷
- 動作不協調
- 機車事故

症狀/痛徵
- 下背疼痛
- 慢性肌筋膜疼痛症候群
- 關節功能障礙
- 前彎動作受限
- 身體傾向一側有困難
- 爬樓梯有困難

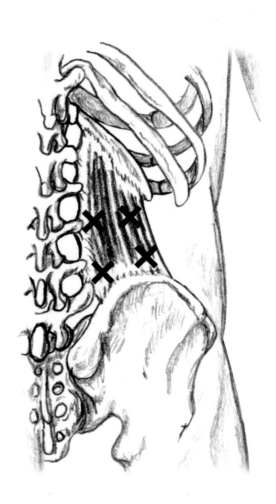

右邊腰部
後視圖

腰方肌

傳痛途徑
- 臀部外側及後方

關聯性激痛點
- 腹外斜肌及腹內斜肌
- 腰大肌
- 豎脊肌
- 腹直肌

鑑別診斷
- 骶髂關節功能障礙
- 腰椎韌帶或骶韌帶疼痛
- 髖關節滑囊炎

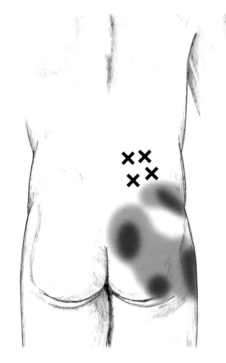

後視圖

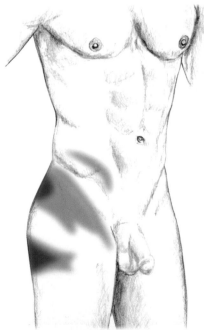

前／側視圖

✳ 腹直肌與外斜肌

可能成因
- 姿勢不良
- 腹部肌肉長期超過負荷
- 直接外傷
- 有害壓力或情緒壓力

症狀/痛徵
- 壓力及腹脹
- 胃灼熱
- 嘔吐

傳痛途徑
腹直肌
- 橫跨背部中央
- 橫跨後髂脊

外斜肌
- 胸部下方
- 腹部上方至骨盆前側

關聯性激痛點
- 腹部周圍肌肉
- 髖內收肌

鑑別診斷
- 關節功能障礙
- 纖維肌痛症候群
- 闌尾炎
- 消化性潰瘍
- 結腸炎

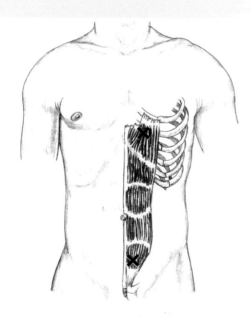

前視圖，顯示腹直肌的
激痛點位置

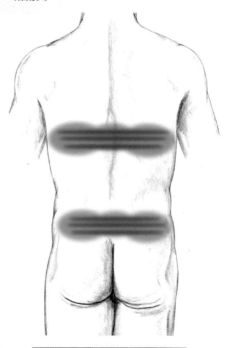

後視圖，顯示腹直肌激痛點的
傳痛途徑

✳ 腹直肌與外斜肌

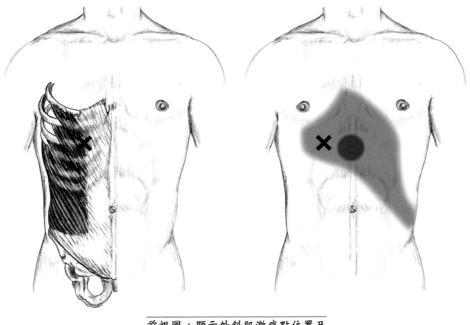

前視圖，顯示外斜肌激痛點位置及
傳痛途徑

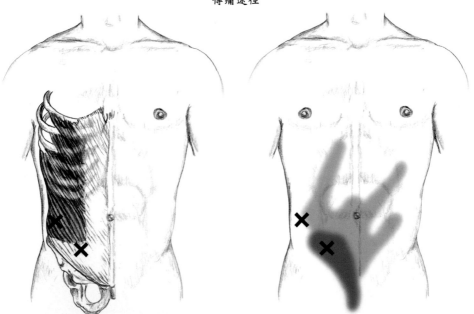

後上鋸肌

可能成因
- 氣喘或肺炎造成的嚴重咳嗽
- 姿勢不良
- 突然發生的動作
- 長時間坐著

症狀/痛徵
- 靜止時肌肉深層疼痛
- 手臂抬舉時疼痛加劇

傳痛途徑
- 肩胛骨後方
- 肩膀後方、手臂、前臂至手部

關聯性激痛點
- 斜角肌
- 菱形肌
- 胸髂肋肌

鑑別診斷
- 胸廓出口症候群
- 神經根病變
- 鷹嘴滑囊炎

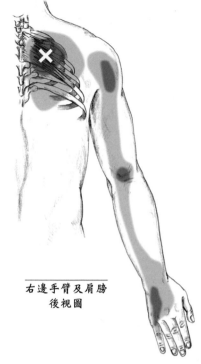

右邊手臂及肩膀
後視圖

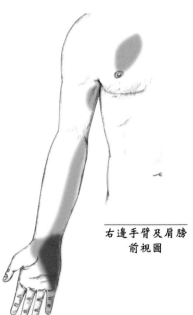

右邊手臂及肩膀
前視圖

57

後下鋸肌

可能成因
- 抬舉、轉身、伸手等動作
- 背部過度伸直

症狀/痛徵
- 胸部下方不斷疼痛

傳痛途徑
- 後下鋸肌

關聯性激痛點
- 胸髂肋肌
- 胸最長肌

鑑別診斷
- 腎臟疾病
- 下胸神經根病變

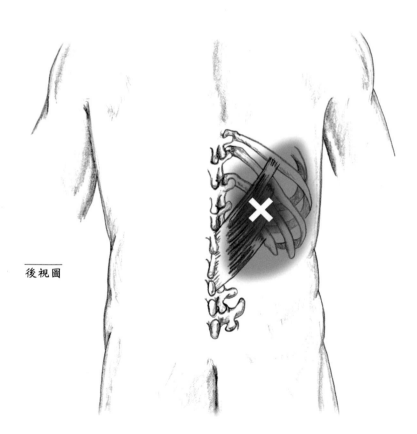

後視圖

✤ 胸鎖乳突肌

可能成因
- 姿勢不良
- 頭部過度前傾
- 長時間坐著，並且頭部傾向一側
- 長時間頸部伸直
- 揮鞭式頸部創傷

症狀/痛徵
- 頸部發炎疼痛
- 頸部僵硬
- 頭部向身體一側傾斜
- 壓力性頭痛

傳痛途徑
- 臉部和顴骨
- 前額、耳朵和後頭部
- 眉毛周圍特別痛

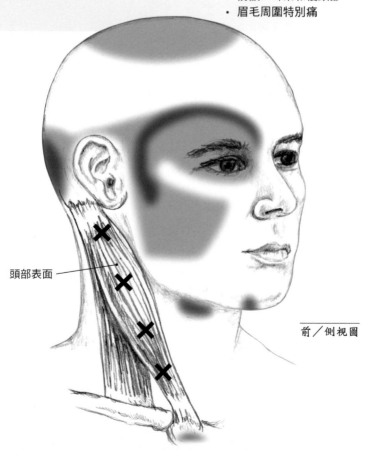

頭部表面

前／側視圖

✳ 胸鎖乳突肌

關聯性激痛點
- 另一側胸鎖乳突肌
- 斜角肌
- 提肩胛肌
- 斜方肌

鑑別診斷
- 血管性頭痛
- 非典型面部神經痛
- 三叉神經痛
- 梅尼爾氏症

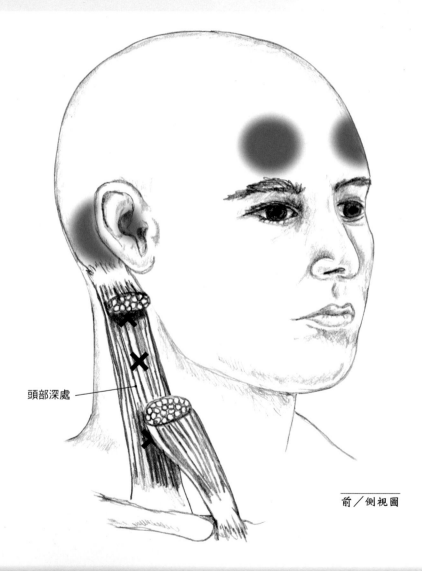

頭部深處

前／側視圖

✳ 斜角肌

可能成因
- 意外創傷
- 攜帶不便且大型的重物
- 揮鞭式頸部創傷

症狀/痛徵
- 肩膀及上肢疼痛
- 靜脈阻塞
- 上背疼痛
- 睡眠障礙
- 手部麻痺刺痛

傳痛途徑
- 肩膀外側、手臂、前臂、食指及大拇指
- 胸部上方
- 肩胛骨內緣

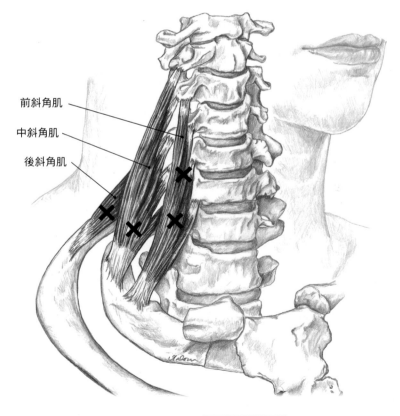

前斜角肌
中斜角肌
後斜角肌

頸部前／側視圖

✦ 斜角肌

關聯性激痛點
- 斜角肌其他部位
- 胸鎖乳突肌
- 頭夾肌

鑑別診斷
- 胸廓出口症候群
- 腕隧道症候群
- C-4~C-6關節功能障礙
- C-5, C-6 神經根病變

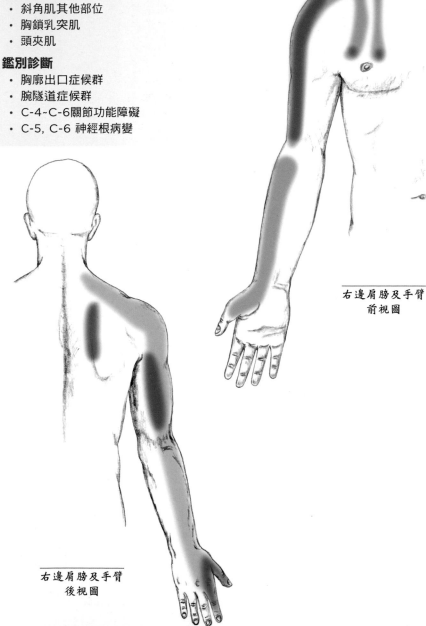

右邊肩膀及手臂
前視圖

右邊肩膀及手臂
後視圖

�֍ 嚼肌

可能成因
- 上下頜突然大力地咬合
- 長期不良的咬合習慣
- 習慣性張口呼吸
- 心理壓力

症狀/痛徵
- 顳下頜關節症狀
- 嚼肌及顳肌緊繃
- 張口受限及單邊耳鳴

傳痛途徑
- 臼齒
- 顳下頜關節
- 下頜及眉毛附近

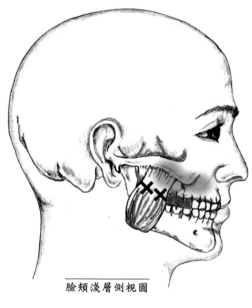

臉頰淺層側視圖

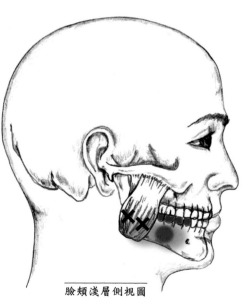

臉頰淺層側視圖

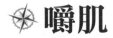 # 嚼肌

關聯性激痛點
- 顳肌
- 翼內肌
- 胸鎖乳突肌

鑑別診斷
- 耳鳴
- 牙髓炎
- 牙周韌帶發炎
- 緊張型頭痛
- 耳朵痛
- 牙痛

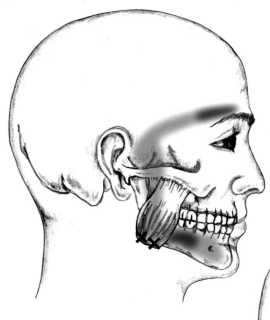

臉頰淺層側視圖

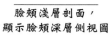

臉頰淺層剖面，
顯示臉頰深層側視圖

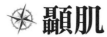

顳肌

可能成因
- 咬牙或磨牙
- 直接外傷，例如跌倒
- 頭往前傾

症狀/痛徵
- 頭疼
- 牙疼

傳痛途徑
- 上排牙齒
- 顳區
- 眉毛上方

關聯性激痛點
- 同側的嚼肌
- 對側的顳肌
- 翼內肌及翼外肌

鑑別診斷
- 顳下頜關節障礙
- 牙齒疾病
- 緊張型頭痛
- 顳肌腱炎

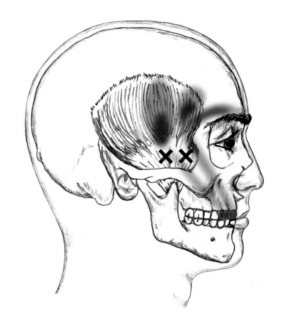

側視圖

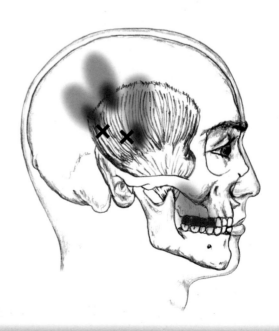

二腹肌

可能成因
- 下頜後縮
- 張口呼吸
- 習慣性磨牙

症狀/痛徵
- 吞嚥困難
- 喉嚨感覺塊狀物
- 頭部無法轉動

傳痛途徑
- 下排前牙
- 耳朵下方經過頸部往上延伸

關聯性激痛點
- 嚼肌
- 顳肌

鑑別診斷
- 二腹肌周圍肌肉激痛點症狀

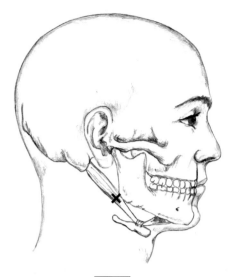

側視圖

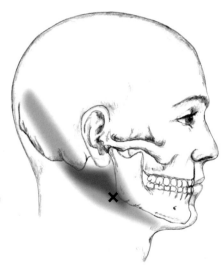

前下方視圖

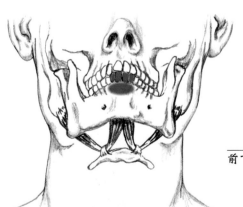

枕額肌

可能成因
額肌
- 胸鎖乳突肌激痛點觸發
- 壓力引起
- 經常眉毛上抬
枕肌
- 視力下降
- 頸後肌肉激痛點觸發

症狀/痛徵
- 頭後方無法承受壓力

傳痛途徑
額肌
- 額肌區
枕肌
- 頂葉區及上眼皮

鑑別診斷
- 緊張型頭痛
額肌
- 胸鎖乳突肌激痛點症狀
枕肌
- 周圍肌肉激痛點症狀
- 枕神經痛

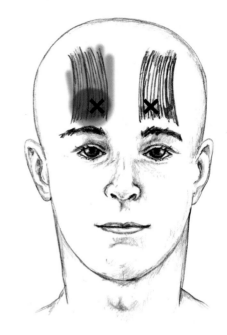

前視圖，顯示額肌激痛點位置
與傳痛途徑

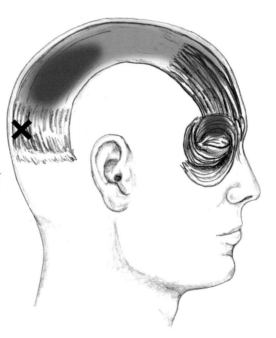

側視圖，顯示枕肌激痛點位置
與傳痛途徑

✳ 內翼肌

可能成因
- 頭往前傾
- 外翼肌激痛點觸發
- 常嚼口香糖
- 磨牙及咬牙
- 焦慮

症狀/痛徵
- 張大嘴巴或是咀嚼食物時更加疼痛
- 咬緊牙齒
- 喉嚨疼痛
- 吞嚥疼痛

傳痛途徑
- 疼痛轉移至顳下頜關節及頷骨側

鑑別診斷
- 外翼肌、嚼肌及胸鎖乳突肌激痛點症狀

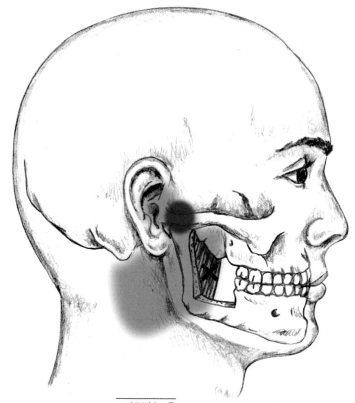

下頜側視圖

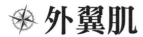 # 外翼肌

可能成因
- 胸鎖乳突肌激痛點觸發
- 姿勢不良（機械性壓力）
- 經常磨牙
- 長時間吹奏管樂器

症狀/痛徵
- 顳下頜關節區域嚴重疼痛
- 肌肉短縮
- 耳鳴
- 咀嚼疼痛

傳痛途徑
- 顳下頜關節
- 臉部正面

鑑別診斷
- 內翼肌激痛點症狀
- 三叉神經痛

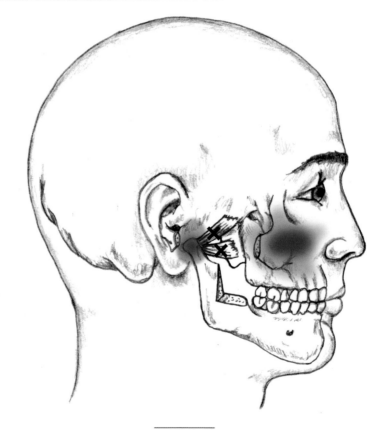

下頜側視圖

✳ 股直肌

可能成因
- 跌倒或意外造成突發性肌肉離心收縮
- 滑雪意外
- 大腿上放重物長時間坐著
- 剛從髖關節手術復原

症狀/痛徵
- 膝蓋無力伸直
- 膝蓋疼痛半夜醒來
- 下樓梯時膝蓋無力

傳痛途徑
- 膝蓋骨附近最痛
- 大腿前側末端

關聯性激痛點
- 臀小肌及闊筋膜張肌
- 腹直肌以外其他股四頭肌
- 股二頭肌

鑑別診斷
- 髖關節疾病
- 髖關節手術疼痛

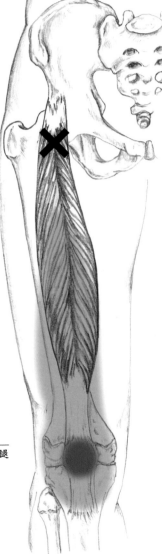

右邊臀部和大腿
前視圖

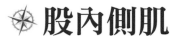 # 股內側肌

可能成因
- 肌肉突然離心收縮而超過負荷
- 走路絆倒或是腳踩空
- 過度使用膝蓋的運動

症狀/痛徵
- 膝蓋無力伸直
- 膝關節深層疼痛
- 膝關節彎曲

傳痛途徑
- 膝蓋內側及大腿

關聯性激痛點
- 臀小肌及闊筋膜張肌
- 腹直肌以外其他股四頭肌
- 股二頭肌

鑑別診斷
- 髖關節疾病
- 髖關節手術疼痛

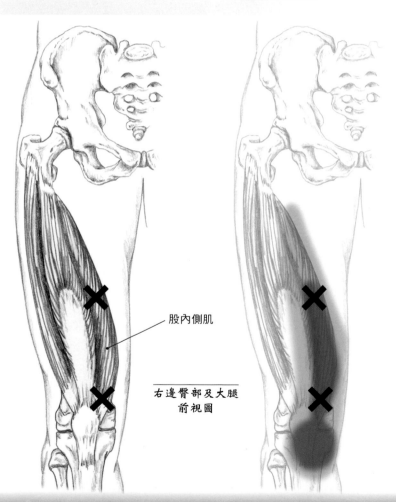

股內側肌

右邊臀部及大腿
前視圖

股外側肌

可能成因

- 肌肉突然離心收縮而超過負荷
- 走路絆倒或是腳踩空
- 過度使用膝蓋的運動

症狀/痛徵

- 膝蓋無力伸直
- 走路時膝蓋外側會痛

傳痛途徑

- 臀部、大腿及膝蓋外側

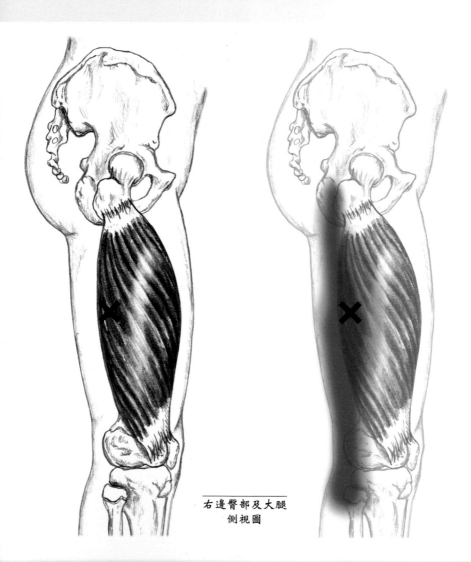

右邊臀部及大腿
側視圖

股外側肌

關聯性激痛點

- 臀小肌及闊筋膜張肌
- 腹直肌以外其他股四頭肌
- 股二頭肌

鑑別診斷

- 髖關節疾病
- 髖關節手術疼痛
- 轉子滑囊炎

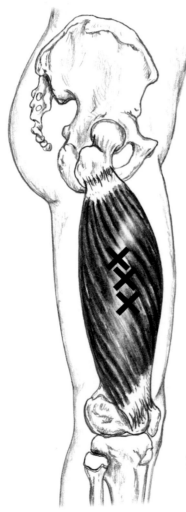

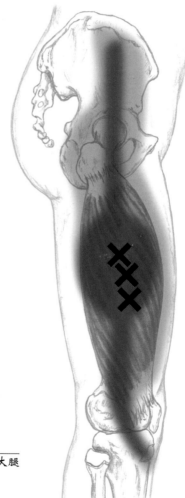

右邊臀部及大腿
側視圖

✦ 股外側肌

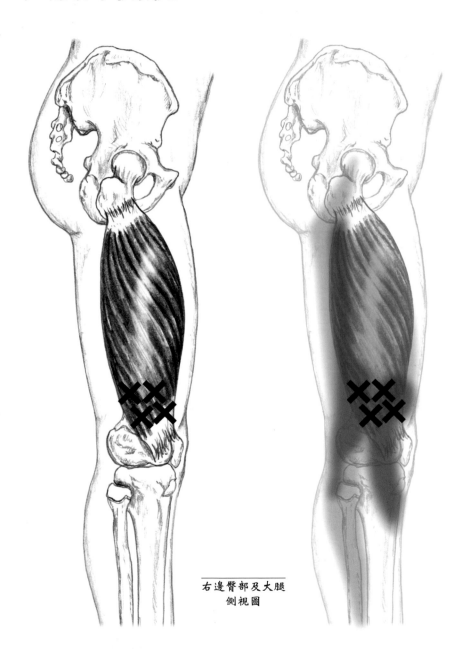

右邊臀部及大腿
側視圖

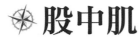

股中肌

可能成因

- 肌肉突然離心收縮而超過負荷
- 走路絆倒或是腳踩空
- 過度使用膝蓋的運動

症狀/痛徵

- 膝蓋無力伸直
- 膝蓋伸直有困難

傳痛途徑

- 大腿前側

關聯性激痛點

- 臀小肌及闊筋膜張肌
- 腹直肌以外其他股四頭肌
- 股二頭肌

鑑別診斷

- 髖關節疾病
- 髖關節手術疼痛

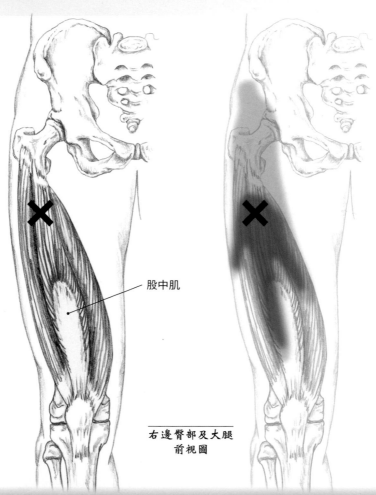

股中肌

右邊臀部及大腿
前視圖

股二頭肌

可能成因
- 座椅尺寸不合，導致大腿後方肌肉受壓迫
- 不稱身的家具，導致肌肉受壓迫
- 長時間久坐

症狀/痛徵
- 走路時會痛
- 坐著的時候，臀部及大腿上方會痛
- 從坐姿起身時會痛

傳痛途徑
- 大腿後側
- 膝蓋後方最痛

關聯性激痛點
- 大收肌
- 股外側肌
- 腓腸肌

鑑別診斷
- 股二頭肌周圍肌肉的激痛點症狀
- 坐骨神經痛／虛性坐骨神經痛

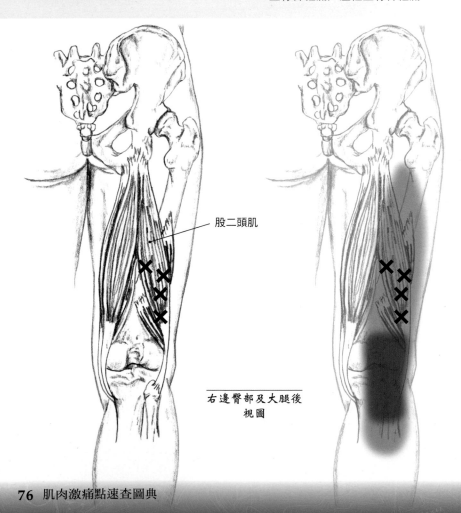

股二頭肌

右邊臀部及大腿後
視圖

✳ 半腱肌與半膜肌

可能成因
- 座椅尺寸不合，導致大腿後方肌肉受壓迫
- 不稱身的家具，導致肌肉受壓迫長時間久坐

症狀/痛徵
- 走路時會痛
- 坐著的時候，臀部及大腿上方會痛
- 從坐姿起身時會痛

傳痛途徑
- 大腿後側
- 大腿根部最痛

關聯性激痛點
- 大收肌
- 股外側肌
- 腓腸肌

鑑別診斷
- 股二頭肌周圍肌肉的激痛點症狀
- 坐骨神經痛／虛性坐骨神經痛

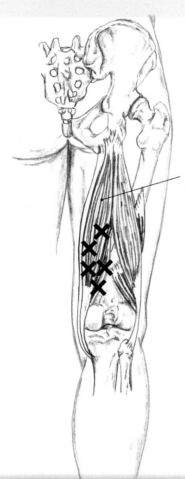

半腱肌與
半膜肌

右邊臀部及大腿
後視圖

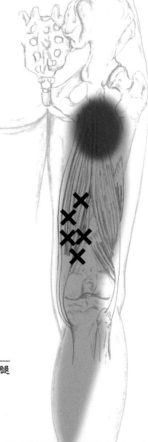

77

✳ 臀大肌

可能成因
- 步行上山
- 肌肉超過負荷，向心收縮、長度變短
- 為了抵抗跌倒，肌肉快速地離心收縮
- 臀部受到直接重擊
- 睡覺時側躺，髖關節彎曲
- 自由式游泳
- 同一姿勢久坐不動
- 反覆俯身前傾

症狀/痛徵
- 臀部疼痛、坐不住

傳痛途徑
- 臀部後方
- 骶骨背面

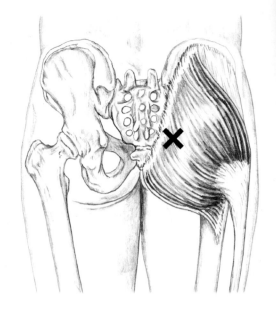

後視圖

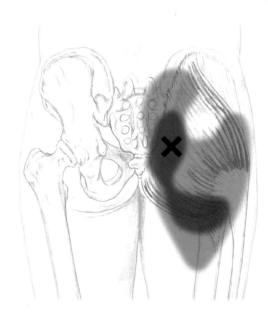

臀大肌

關聯性激痛點

- 臀中肌後部
- 膕旁肌

鑑別診斷

- 從肌肉位置、疼痛分布及壓痛的深淺度，分辨臀大肌、臀中肌、臀小肌不同激痛點症狀
- 淺表腰骶部筋膜纖維化

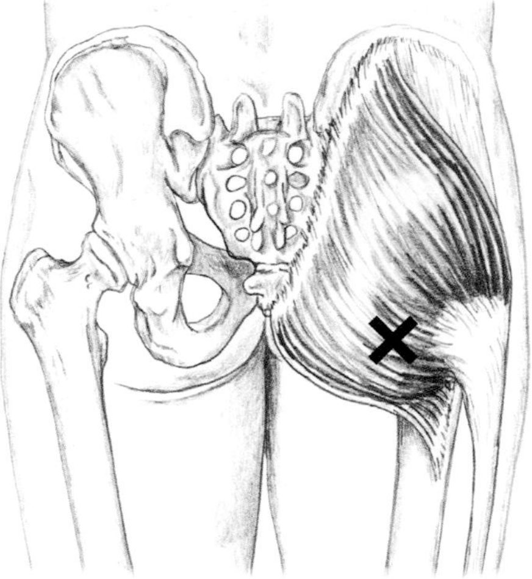

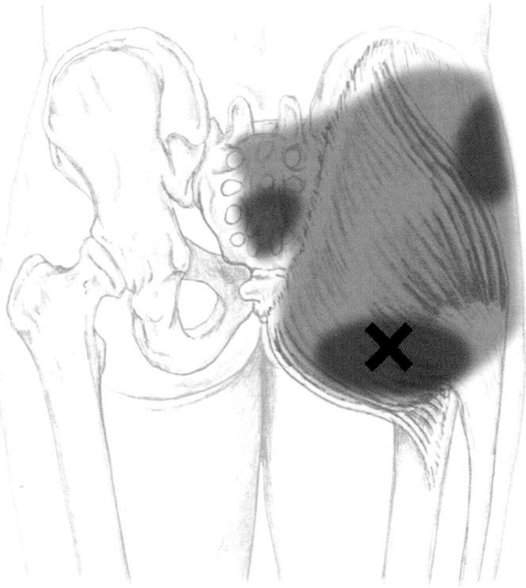

後視圖

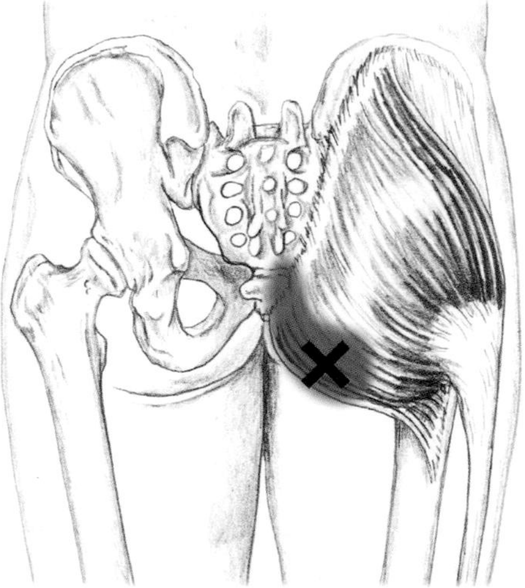

✳ 臀中肌

可能成因
- 突然跌倒
- 運動傷害
- 跑步造成
- 網球比賽時間過長

症狀/痛徵
- 走路時會痛
- 睡覺時疼痛一側無法臥床
- 癱坐（腰部懸空）坐姿易感到不適

傳痛途徑
- 後臀側邊
- 骶骨背面
- 髂骨稜背面

關聯性激痛點
- 梨狀肌
- 臀小肌及臀大肌後方

鑑別診斷
- 臀大肌激痛點症狀
- 骶髂關節功能障礙
- 腰椎關節面疼痛
- 下背痛

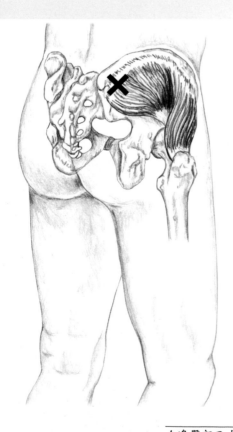 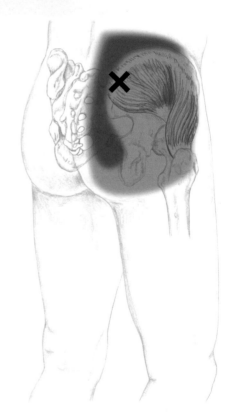

右邊臀部及大腿後方側視圖

❋ 臀中肌

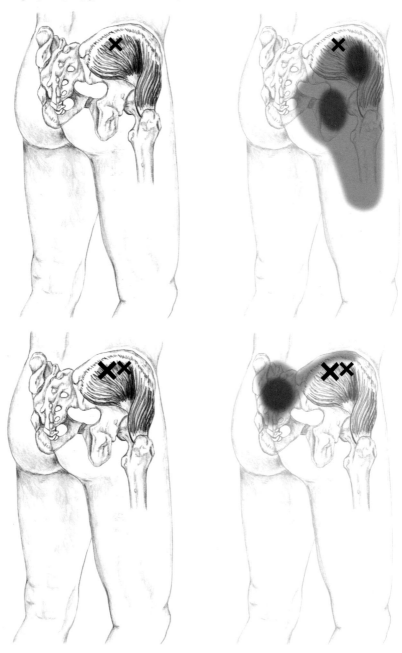

右邊臀部及大腿後方側視圖

✳ 內收大肌

可能成因

- 肌肉突然超過負荷，例如在冰上打滑
- 髖關節外展時遭受阻力
- 髖關節骨關節炎
- 激烈的騎馬運動
- 久坐（例如長途駕駛）

症狀/痛徵

- 骨盆腔內疼痛，尤其是性交過程中子宮或直腸疼痛
- 腹股溝疼痛

傳痛途徑

- 腹股溝區
- 大腿內側
- 直腸

關聯性激痛點

- 其他內收肌
- 股內側肌

鑑別診斷

- 腹股溝及大腿內側疼痛
- 肌肉骨骼結構創傷
- 關節功能障礙

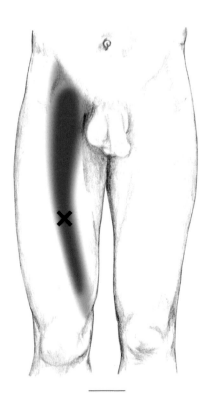

右邊臀部及大腿
後視圖

前視圖

內收長肌與內收短肌

可能成因
- 肌肉突然超過負荷，例如在冰上打滑
- 髖關節外展時遭受阻力
- 髖關節骨關節炎
- 激烈的騎馬運動
- 久坐

症狀/痛徵
- 激烈運動時，腹股溝疼痛（靜止時不痛）
- 大腿外展活動受限

傳痛途徑
- 大腿前側至小腿前側

關聯性激痛點
- 其他內收肌
- 股內側肌

鑑別診斷
- 腹股溝及大腿內側疼痛
- 肌肉骨骼結構創傷
- 關節功能障礙

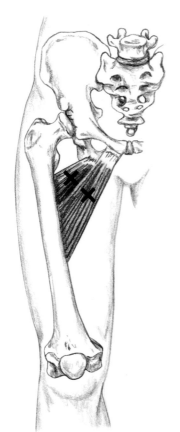

前視圖

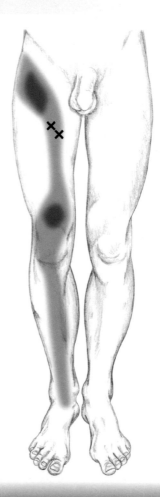

✵ 恥骨肌

可能成因
- 絆倒或跌倒
- 大腿內收時遭受強大阻力
- 騎馬
- 長時間維持同一姿勢造成肌肉短縮

症狀/痛徵
- 持續、深度的腹股溝疼痛
- 髖關節外展活動受限

傳痛途徑
- 大腿根部內側及腹股溝

關聯性激痛點
- 髂腰肌
- 內收肌
- 股薄肌

鑑別診斷
- 閉孔神經卡壓
- 髖關節疾病
- 恥骨聯合發炎

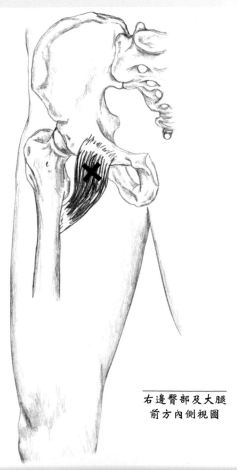
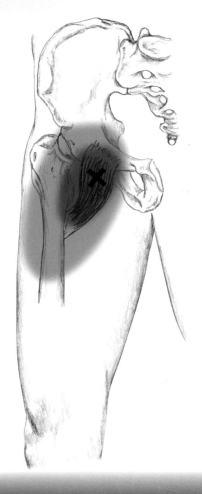

右邊臀部及大腿
前方內側視圖

闊筋膜張肌

可能成因

- 從高處跳下，雙腳落地
- 在斜坡上行走或跑步
- 長時間不動，肌肉短縮

症狀/痛徵

- 髖關節疼痛（轉移痛）
- 無法久坐
- 睡覺時疼痛一側無法臥床

傳痛途徑

- 大腿及臀部外側

關聯性激痛點

- 臀小肌
- 股直肌
- 髂腰肌
- 縫匠肌

鑑別診斷

- 臀中肌及臀小肌激痛點症狀
- L-4神經病變
- 轉子滑囊炎

右邊臀部及大腿
側視圖

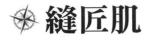

縫匠肌

可能成因
- 大腿肌肉的激痛點觸發
- 跌倒時肌肉強烈扭傷

症狀/痛徵
- 沿著縫匠肌疼痛

傳痛途徑
- 沿著縫匠肌至大腿前方內側

關聯性激痛點
- 股直肌
- 股內側肌

鑑別診斷
- 股內側肌激痛點症狀
- 肌硬化
- 膝關節疾病

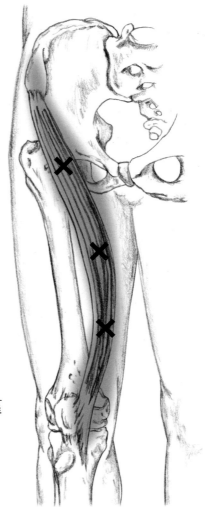

右邊臀部及大腿
前方內側視圖

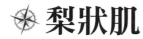# 梨狀肌

可能成因
- 跌倒時腳拐到
- 彎腰時身體往一側扭傷
- 搬抬重物
- 直接外傷
- 長時間開車，雙腳固定姿勢

症狀/痛徵
- 下背、腹股溝、臀部中間及外側疼痛
- 排便時直腸疼痛

傳痛途徑
- 臀部外側
- 大腿後側

關聯性激痛點
- 臀小肌後側
- 上下孖肌
- 閉孔內肌

鑑別診斷
- 骶髂關節功能障礙
- 椎間盤突出

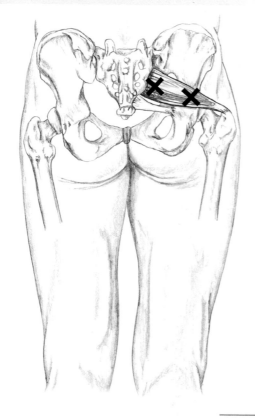

後視圖

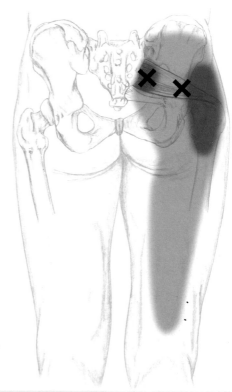

腓腸肌

可能成因

- 騎車時座椅太低
- 行走於傾斜路面，例如沙灘上
- 久站，身體前傾

- 穿長襪束口太緊
- 躺椅腳蹬對小腿後側造成的壓力

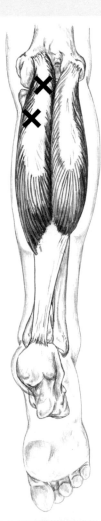

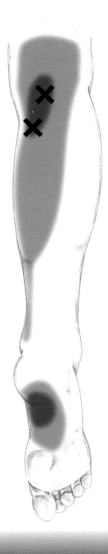

右邊小腿後視圖
（腳背下壓）

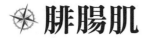

腓腸肌

症狀/痛徵
- 小腿抽筋
- 爬陡坡時，膝蓋後方疼痛

傳痛途徑
- 膝蓋後方
- 小腿後方
- 足弓

關聯性激痛點
- 比目魚肌及膕旁肌

鑑別診斷
- S-1 神經根病變

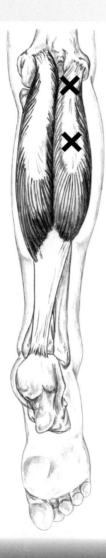

右邊小腿後視圖
（腳背下壓）

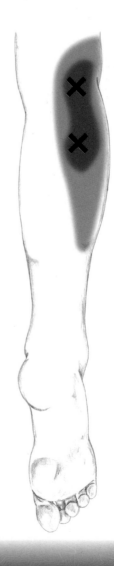

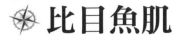
比目魚肌

可能成因
- 失足跌倒
- 身體肌肉超過負荷
- 直接外傷
- 穿高跟鞋
- 小腿受壓，血液不流通

症狀/痛徵
- 腳跟按壓會痛
- 腳跟不得受力
- 小腿半夜會痛
- 腳踝及足部浮腫

傳痛途徑
- 小腿後方
- 腳跟
- 骶骨後方

關聯性激痛點
- 腓腸肌
- 踝關節屈肌及趾屈肌

鑑別診斷
- 腰方肌激痛點症狀
- 腳跟骨刺
- 貝克氏囊腫
- 跟腱炎

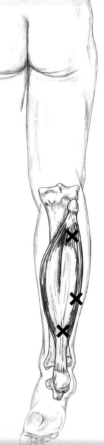

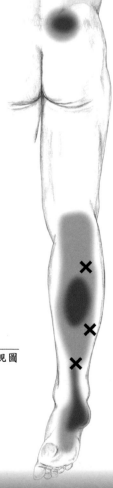

右邊大腿、小腿後視圖
（腳背下壓）

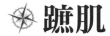 蹠肌

可能成因
- 失足跌倒
- 身體肌肉超過負荷
- 直接外傷
- 穿高跟鞋
- 小腿受壓，血液不流通

症狀/痛徵
- 膝蓋及小腿後方疼痛

傳痛途徑
- 膝蓋及小腿後方

關聯性激痛點
- 腓腸肌
- 踝關節屈肌及趾屈肌

鑑別診斷
- 腰方肌激痛點症狀
- 腳跟骨刺
- 貝克氏囊腫
- 跟腱炎

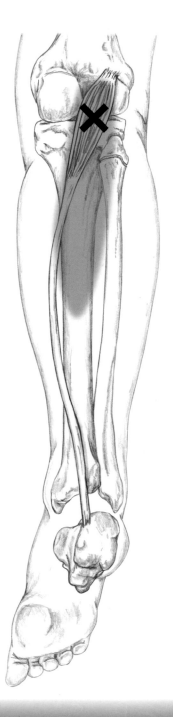

右邊小腿後視圖
（腳背下壓）

✦ 膕肌

可能成因
- 踢足球膝蓋撞擊及扭傷
- 滑雪下行時
- 疾跑時突然減速
- 後十字韌帶撕裂

症狀/痛徵
- 跑步或蹲低，尤其是下坡時，膝蓋後方疼痛不已

傳痛途徑
- 膝蓋後方

關聯性激痛點
- 腓腸肌的內側頭及外側頭

鑑別診斷
- 膕肌腱炎
- 貝克氏囊腫
- 膕靜脈血栓形成
- 半月板裂傷

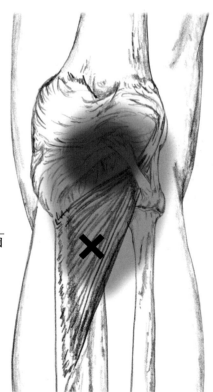

右邊膝蓋後視圖

✴ 腓骨長肌與腓骨短肌

可能成因
- 跌倒扭傷
- 腳踝向內扭傷
- 肌肉長時間石膏固定不動
- 臀小肌激痛點觸發

症狀/痛徵
- 腳踝疼痛及壓痛
- 垂足（足部無法彎曲翹起）
- 足部疼痛

傳痛途徑
- 小腿及腳踝外側

關聯性激痛點
- 踝關節伸肌
- 臀小肌

鑑別診斷
- 腓骨長肌與短肌周圍肌肉激痛點症狀
- 腓總神經卡壓
- 踝關節扭傷
- 肌肉或肌腱斷裂

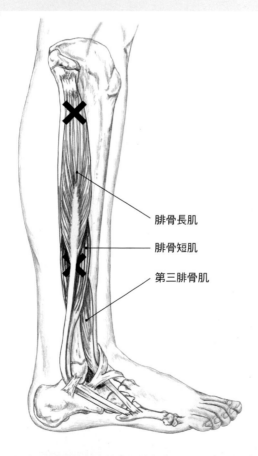

腓骨長肌

腓骨短肌

第三腓骨肌

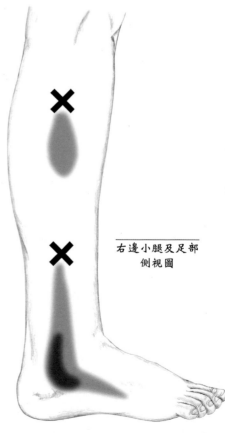

右邊小腿及足部
側視圖

✦ 第三腓骨肌

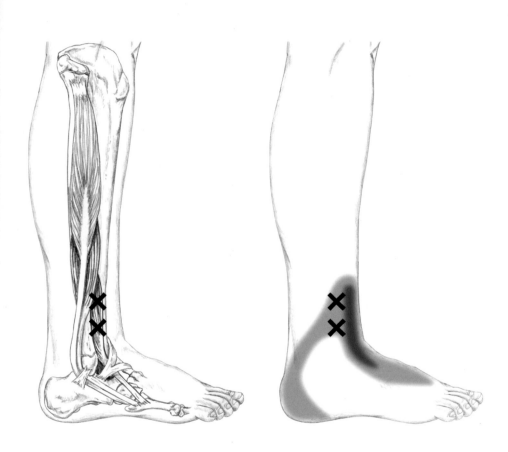

右邊小腿及足部側視圖，
顯示第三腓骨肌
激痛點位置及傳痛途徑

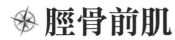 # 脛骨前肌

可能成因
- 腳踝扭傷或骨折
- 嚴重外傷
- 行走在崎嶇不平的地面上

症狀/痛徵
- 腳踝及腳大拇指疼痛
- 腳背上彎無力
- 拖著腳行走容易跌倒

傳痛途徑
- 小腿前側
- 腳背
- 腳大拇指

關聯性激痛點
- 腓骨長肌

鑑別診斷
- 腓前肌周圍肌肉激痛點症狀
- L-5 神經根病變
- 前腔室症候群

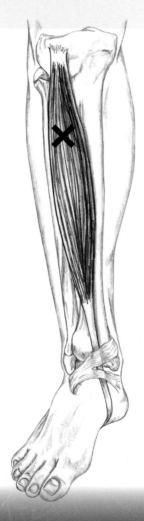

右邊小腿及足部
前方內側視圖

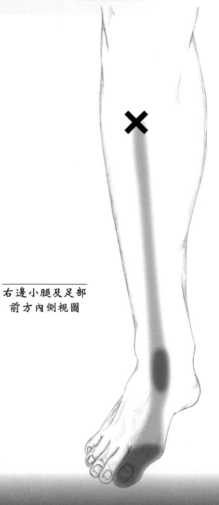

�֎ 伸趾長肌

可能成因
- 絆倒或跌倒
- 腳放置油門時上彎扭傷
- 跑步（慢跑）過量
- 嚴重性直接外傷

症狀/痛徵
- 腳背疼痛
- 行走時足部無力彎曲
- 半夜腳抽筋

傳痛途徑
- 腳背至腳趾背面

關聯性激痛點
- 腓肌
- 脛骨前肌

鑑別診斷
- 跗骨滑動關節疼痛
- 趾長伸肌周圍肌肉激痛點症狀
- 槌狀趾及爪形趾
- 肌鍵炎

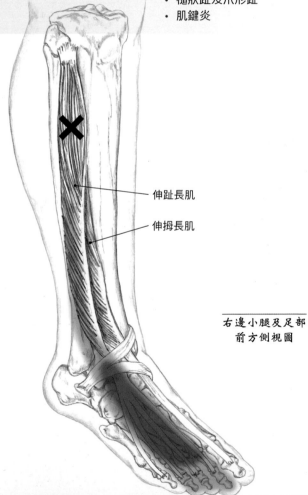

伸趾長肌

伸拇長肌

右邊小腿及足部
前方側視圖

✳ 伸拇長肌

可能成因
- 絆倒或跌倒
- 腳放置油門時上彎扭傷
- 跑步（慢跑）過量
- 嚴重性直接外傷

症狀/痛徵
- 腳背疼痛
- 行走時足部無力彎曲
- 半夜腳抽筋

傳痛途徑
- 腳背至腳趾背面

關聯性激痛點
- 腓肌
- 脛骨前肌

鑑別診斷
- 跗骨滑動關節疼痛
- 趾長伸肌周圍肌肉激痛點症狀
- 槌狀趾及爪形趾
- 肌鍵炎

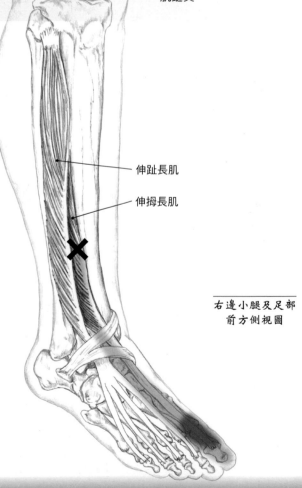

伸趾長肌

伸拇長肌

右邊小腿及足部
前方側視圖

101

脛骨後肌

可能成因
- 在崎嶇路面跑步（慢跑）
- 穿不合腳的鞋

症狀/痛徵
- 腳痛無法正常跑步或行走

傳痛途徑
- 小腿後方
- 腳後跟腱部位最痛
- 腳掌及腳後跟

關聯性激痛點
- 屈趾長肌
- 屈拇長肌
- 腓肌

鑑別診斷
- 脛前疼痛
- 深後腔室症候群
- 脛骨後肌腱功能障礙

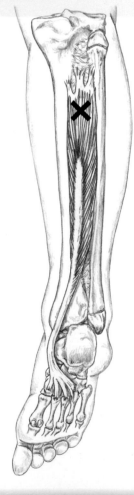

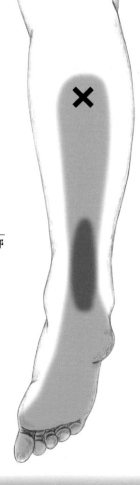

右邊小腿及足部
（腳背下壓）

屈趾長肌

可能成因
- 在崎嶇路面跑步（慢跑）
- 跑步或行走腳掌過度內旋
- 腳踝或足部行動障礙
- 鞋底太硬

症狀/痛徵
- 腳痛無法正常行走
- 腳掌及腳趾底部疼痛

傳痛途徑
- 小腿後方
- 腳底部最痛

關聯性激痛點
- 脛骨後肌
- 伸趾長肌及伸趾短肌

鑑別診斷
- 踝管綜合症
- 槌狀趾及爪形趾
- 周圍肌肉激痛點症狀
- 拇趾外翻

屈趾長肌

屈拇長肌

右邊小腿及足部
（腳背下壓）

屈拇長肌

可能成因
- 在崎嶇路面跑步（慢跑）
- 跑步或行走腳掌過度內旋
- 腳踝或足部行動障礙
- 鞋底太硬

症狀/痛徵
- 腳痛無法正常行走
- 腳掌及腳趾底部疼痛

傳痛途徑
- 大拇指底部
- 第一蹠骨頭

關聯性激痛點
- 脛骨後肌
- 伸趾長肌及伸趾短肌

鑑別診斷
- 踝管綜合症
- 槌狀趾及爪形趾
- 周圍肌肉激痛點症狀
- 拇趾外翻

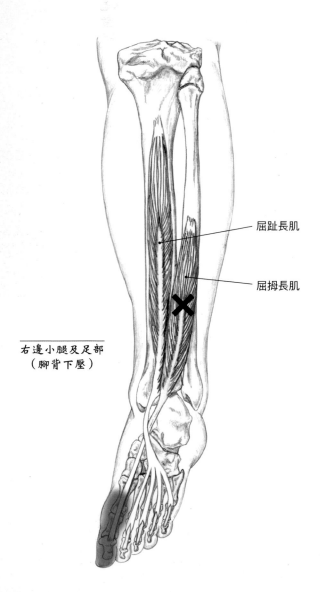

屈趾長肌

屈拇長肌

右邊小腿及足部
（腳背下壓）

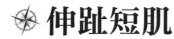

伸趾短肌

可能成因

- 鞋子過緊
- 踝關節骨折
- 足部創傷
- 腳趾撞傷
- 跑步或行走時腳掌過度內旋

症狀/痛徵

- 無法忍受的腳痛
- 足弓下陷
- 腳痛導致行走困難

傳痛途徑

- 腳背

關聯性激痛點

- 伸趾肌
- 周圍肌肉

鑑別診斷

- 足底筋膜炎
- 拇囊炎

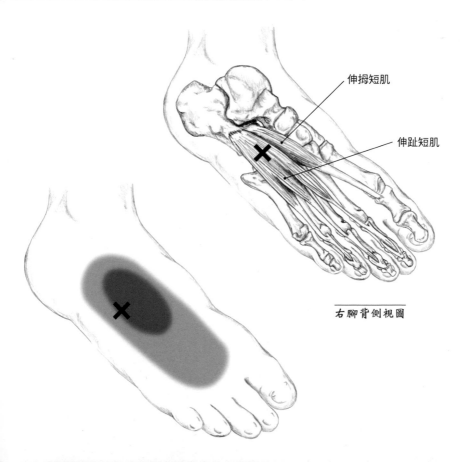

伸拇短肌

伸趾短肌

右腳背側視圖

屈趾短肌

可能成因
- 鞋子過緊
- 踝關節骨折
- 足部創傷
- 腳趾撞傷
- 跑步或行走時腳掌過度內旋

症狀/痛徵
- 無法忍受的腳痛
- 足弓下陷
- 腳痛導致行走困難

傳痛途徑
- 腳拇趾掌丘

關聯性激痛點
- 伸趾肌
- 周圍肌肉

鑑別診斷
- 足底筋膜炎
- 扁平足
- 拇囊炎

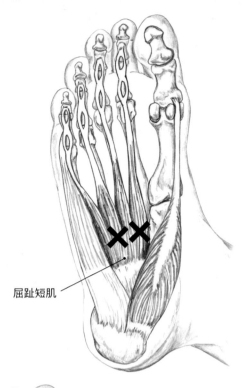

屈趾短肌

右腳掌視圖

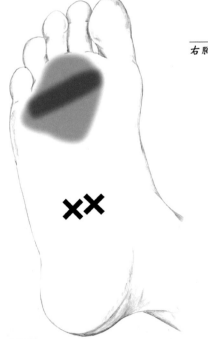

外展拇趾肌

可能成因
- 鞋子過緊
- 踝關節骨折
- 足部創傷
- 腳趾撞傷
- 跑步或行走時腳掌過度內旋

症狀/痛徵
- 無法忍受的腳痛
- 足弓下陷
- 腳痛導致行走困難

傳痛途徑
- 腳掌內側

關聯性激痛點
- 伸趾肌
- 周圍肌肉

鑑別診斷
- 足底筋膜炎
- 扁平足
- 拇囊炎

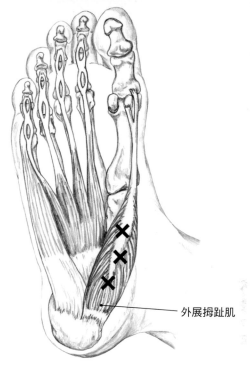

外展拇趾肌

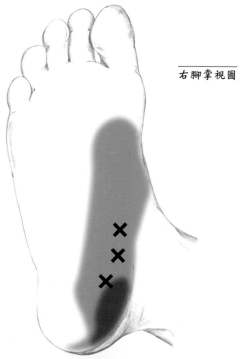

右腳掌視圖

外展小趾肌

可能成因
- 鞋子過緊
- 踝關節骨折
- 足部創傷
- 腳趾撞傷
- 跑步或行走時腳掌過度內旋

症狀/痛徵
- 無法忍受的腳痛
- 足弓下陷
- 腳痛導致行走困難

傳痛途徑
- 腳掌外側

關聯性激痛點
- 伸趾肌
- 周圍肌肉

鑑別診斷
- 足底筋膜炎
- 扁平足
- 拇囊炎

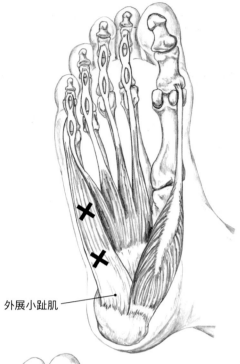

外展小趾肌

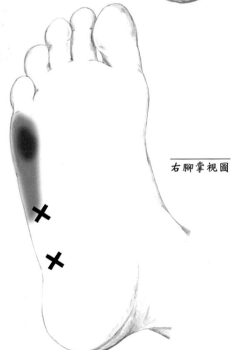

右腳掌視圖

伸拇短肌

可能成因
- 鞋子過緊
- 踝關節骨折
- 足部創傷
- 腳趾撞傷
- 跑步或行走時腳掌過度內旋

症狀/痛徵
- 無法忍受的腳痛
- 足弓下陷
- 腳痛導致行走困難

傳痛途徑
- 腳背

關聯性激痛點
- 伸趾肌
- 周圍肌肉

鑑別診斷
- 足底筋膜炎
- 扁平足
- 拇囊炎

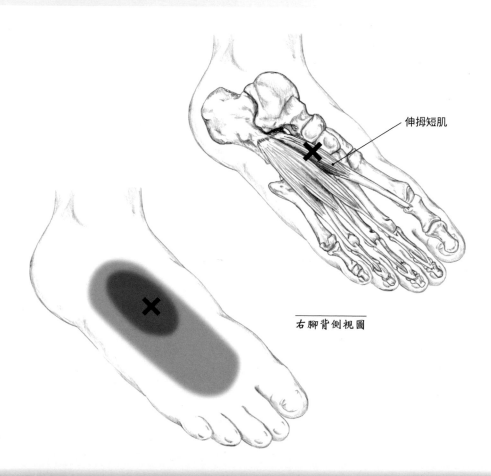

伸拇短肌

右腳背側視圖

屈拇短肌

可能成因
- 鞋子過緊
- 踝關節骨折
- 足部創傷
- 腳趾撞傷
- 跑步或行走時腳掌過度內旋

症狀/痛徵
- 腳痛導致行走困難
- 腳麻
- 腳腫
- 肌平衡失調
- 足關節功能障礙
- 槌狀趾

傳痛途徑
- 腳底大拇趾根部內側

關聯性激痛點
- 周圍肌肉

鑑別診斷
- 周圍肌肉激痛點症狀
- 足底筋膜炎
- 拇趾外翻引起的疼痛
- 足應力骨折

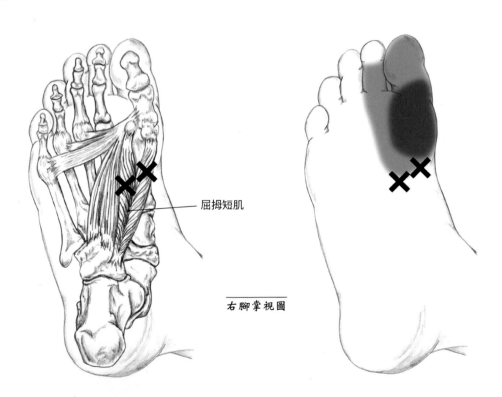

屈拇短肌

右腳掌視圖

✳ 內收拇趾肌

可能成因
- 鞋子過緊
- 踝關節骨折
- 足部創傷
- 腳趾撞傷
- 跑步或行走時腳掌過度內旋

症狀/痛徵
- 腳痛導致行走困難
- 腳麻
- 腳腫
- 肌平衡失調
- 足關節功能障礙
- 槌狀趾

傳痛途徑
- 腳拇趾掌丘

關聯性激痛點
- 周圍肌肉

鑑別診斷
- 周圍肌肉激痛點症狀
- 足底筋膜炎
- 拇趾外翻引起的疼痛
- 足應力骨折

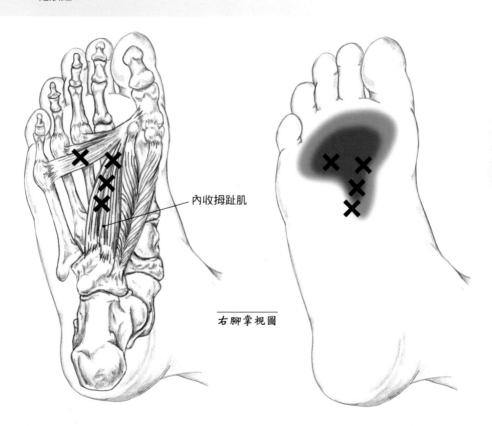

內收拇趾肌

右腳掌視圖

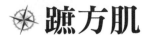 # 蹠方肌

可能成因
- 鞋子過緊
- 踝關節骨折
- 足部創傷
- 腳趾撞傷
- 跑步或行走時腳掌過度內旋

症狀/痛徵
- 腳痛導致行走困難
- 腳麻
- 腳腫
- 肌平衡失調
- 足關節功能障礙
- 槌狀趾

傳痛途徑
- 腳後跟

關聯性激痛點
- 周圍肌肉

鑑別診斷
- 周圍肌肉激痛點症狀
- 足底筋膜炎
- 拇趾外翻引起的疼痛
- 足應力骨折

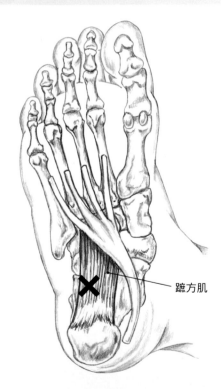

蹠方肌

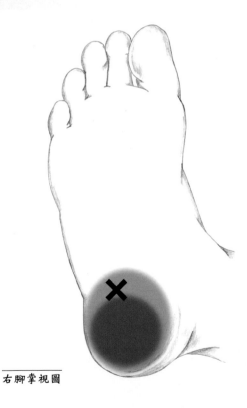

右腳掌視圖

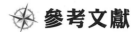

Chaitow, Leon and Judith DeLany, *Clinical Application of Neuromuscular Techniques, Volume 1: The Upper Body,* 2nd ed., Churchill Livingstone, Edinburgh, 2008

Chaitow, Leon and Judith Walker DeLany, *Clinical Application of Neuromuscular Techniques, Volume 2: The Lower Body,* Churchill Livingstone, Edinburgh, 2002

Niel-Asher, Simeon, *The Concise Book of Trigger Points*, North Atlantic Publishing, Berkeley, 2005

Sharkey, John, *The Concise Book of Neuromuscular Therapy*, North Atlantic Publishing, Berkeley, 2008

Simons, David, Janet Travell and Lois Simons, *Myofascial Pain and Dysfunction: The Trigger Point Manual, Volume 1,* 2nd ed., Lippincott Williams & Wilkins, Baltimore, 1999

Travell, Janet, and David Simons, *Myofascial Pain and Dysfunction: The Trigger Point Manual, Volume 2*, Williams & Wilkins, Baltimore, 1992

索引

鑑別診斷索引

TRAIL GUIDE
to THE BODY'S

人體解剖全書附冊

肌肉激痛點速查圖典

Trigger Points

出　　　版／楓葉社文化事業有限公司
地　　　址／新北市板橋區信義路163巷3號10樓
郵 政 劃 撥／19907596　楓書坊文化出版社
網　　　址／www.maplebook.com.tw
電　　　話／02-2957-6096
傳　　　真／02-2957-6435
作　　　者／安德魯‧貝爾
插　　　畫／羅蘋‧多恩
翻　　　譯／朱皓如
總 經 銷／商流文化事業有限公司
地　　　址／新北市中和區中正路752號8樓
電　　　話／02-2228-8841
傳　　　真／02-2228-6939
網　　　址／www.vdm.com.tw
港 澳 經 銷／泛華發行代理有限公司
定　　　價／300元
出 版 日 期／2018年6月

TRAIL GUIDE TO THE BODY'S QUICK REFERENCE TO TRIGGER POINTS

by Andrew Biel, 1st Copyright Edition, original English edition ISBN: 978-0982978627

Copyright © 2012 by Book of Discovery

Chinese translation rights arranged with Book of Discovery, Boulder, Colorado, USA

Complex Chinese Edition © 2018 by MAPLE LEAVES PUBLISHING CO., LTD

肌肉激痛點速查圖典：人體解剖全書附冊／
安德魯‧貝爾作；朱皓如翻譯. -- 初版. -- 新
北市：楓葉社文化, 2018.06　面；　公分

譯自：Trail guide to the body's :
　　　quick reference to trigger points

ISBN 978-986-370-157-6　（平裝）

1. 觸診　2. 人體解剖學

415.214　　　　　　　　　106024695